頭の回転が
50倍
速くなる
脳の作り方

苫米地英人　著
Hideto Tomabechi, Ph.D

はじめに

機能「脳」科学を使えば、最速で人生が変わる！

少し想像してみてください！

「資格試験、語学試験、就職試験、入学試験、昇格試験…などに短時間で合格した場合の『あなたの人生』を」

もしくは、

「仕事や人生で圧倒的な結果を出したり、スポーツなどの運動能力で短時間でトップレベルまで上達した場合の『あなたの人生』を」

私が本書で紹介するのが、「短時間」「最速」で試験に合格したり、目標を

達成するテクニックです。なぜなら、「あなたが試験に合格したい」のも「仕事やスキルでトップレベルになりたい」のも、すべては人生をより良くするためだからでしょう。

であれば、「短時間」「最速」でなければ意味がありません。何十年もかけて資格試験に合格しても現役で働ける時間はわずかになってしまいます。もちろん、ただ単に勉強することだけが趣味ならば、「短時間」「最速」にこだわる必要はないでしょう。

しかし、多くの人にとっては勉強や仕事も重要ですが、「恋人や友人との時間」「家族との時間」「趣味や娯楽の時間」…などといったプライベートはもっと重要なのではないでしょうか？

プライベートが充実していない人生では、どんなに試験に合格しても、どんなに仕事ができるようになっても意味がありません。

「あなたは、生きるために学習しますか？　学習のために生きますか？」

本書では、最新の機能脳科学で実証された超効率的な方法を紹介します。

最新！機能「脳」科学で実証された方法だから誰でもできる！

巷《ちまた》には『○○勉強法』『○○仕事術』といった本が多くありますが、ほとんどの本が著者による体験談です。つまり、「著者以外の普通の人にはできない可能性が高い」ということになります。

しかし、本書で紹介するのは「すべての人が持つ脳」の話です。**最先端の脳研究により実証された「脳の使い方」に基づく学習法です。**

つまり、本書で紹介する方法は、すべての人に応用可能なのです。

しかも、「あなたの脳」は、その潜在情報処理能力の何億分の一も使っていないのです。今までの五〇倍どころか、数億倍の能力を秘めているのが「あ

なたの脳」なのです。

です。

ですから、勉強時間が今までの何十分の一になっても何ら不思議はないのです。

とくに、**クリティカルエイジ（↓29ページ）**を克服する方法の事例に挙げた『英語脳のつくり方』は、かつて私が雑誌『CNNイングリッシュエクスプレス』に二〇〇〇年に半年にわたって連載した記事のタイトルで、「英語脳」という私の造語は、当時かなり話題を呼びました。その後、たくさんの類書も出版されています。

もちろん、オリジナルの私の研究成果や方法論は、現在でもネット上で大反響を巻き起こしています。そろそろ、「英語脳」という呼び名も独り歩きしているようで、誤解を正す意味でも、本書では少ししっかり説明します。

本書で学べること

本書で学べる具体的なことは、次の三つです。

・誰でもできる速読術
・誰でもできる記憶術
・誰でもできるＩＱアップ・トレーニング

もちろん、この三つを学ぶ前に**「クリティカルエイジの克服法」**（第二章）**「学習に適した脳の状態のつくり方」**（第四章）などの最先端の脳科学を活用した「脳の使い方」を紹介します。

第一章では、**「脳を鍛えても意味がない理由」**や**「頭の回転速度を上げる**

勉強法」とは、どういうことなのかを解説します（今までの勉強法・思考法が、どれだけ脳のパワーを抑えてきたかがわかります）。

第二章では、「なぜ、大人になってから外国語を学ぶと上達が遅いのか」など、**クリティカルエイジについて解説**します（クリティカルエイジを知っているのと知らないのとでは人生がまったく変わってきます）。

第三章では、いよいよ**「頭の回転が五〇倍速くなる脳のつくり方」**のメカニズムを解説します（「子供を天才にする方法」も書いてあります）。

第四章では、**「学習に適した脳の状態のつくり方」**を解説します（この章に書いてあることを実践するだけでも頭の回転は何十倍にもなるはずです）。

第五章では、**「記憶術」**と**「速読術」**を解説します（誰でもできる簡単な方法を中心に書いています）。

第六章では、「あらゆる問題解決・目標達成を可能にするIQアップ・トレーニング」を解説します**（IQが上がれば、人生が劇的に変わっていきます）**。

特別編では、**「パラレルタイムライン・ダ・ヴィンチ・ワーク」**という秘伝トレーニングを公開しています。

本書で紹介するノウハウは、いずれも私がドクター苫米地ワークスのクラスで五年間にわたって指導してきたものばかりなので、効果は実証されています。

ぜひ、本書を読んでより良い人生を送ってください！

苫米地英人

Introduction

頭の回転が50倍速くなる脳の作り方　目次

Chapter 3

ようこそダ・ヴィンチ・プログラムの世界へ
～誰でもできる加速学習プログラムのメカニズム～

Chapter 4

あなたの能力を50倍にする基本ステップ

〜もっとも学習に適した「脳のつくり方」「集中力のつけ方」〜

Chapter 5

どんな試験でも最速で合格する脳のつくり方

〜「記憶力アップ」＆「速読」トレーニング〜

Chapter 6

最速で目標達成する「新しい脳」のつくり方
~あらゆる問題解決、目標達成を可能にするIQアップ・トレーニング~

特別編

夢をかなえる「新しい脳」のつくり方
~上級トレーニング「パラレルタイムライン・ダ・ヴィンチ・ワーク」~

おわりに　脳と心は一つである！

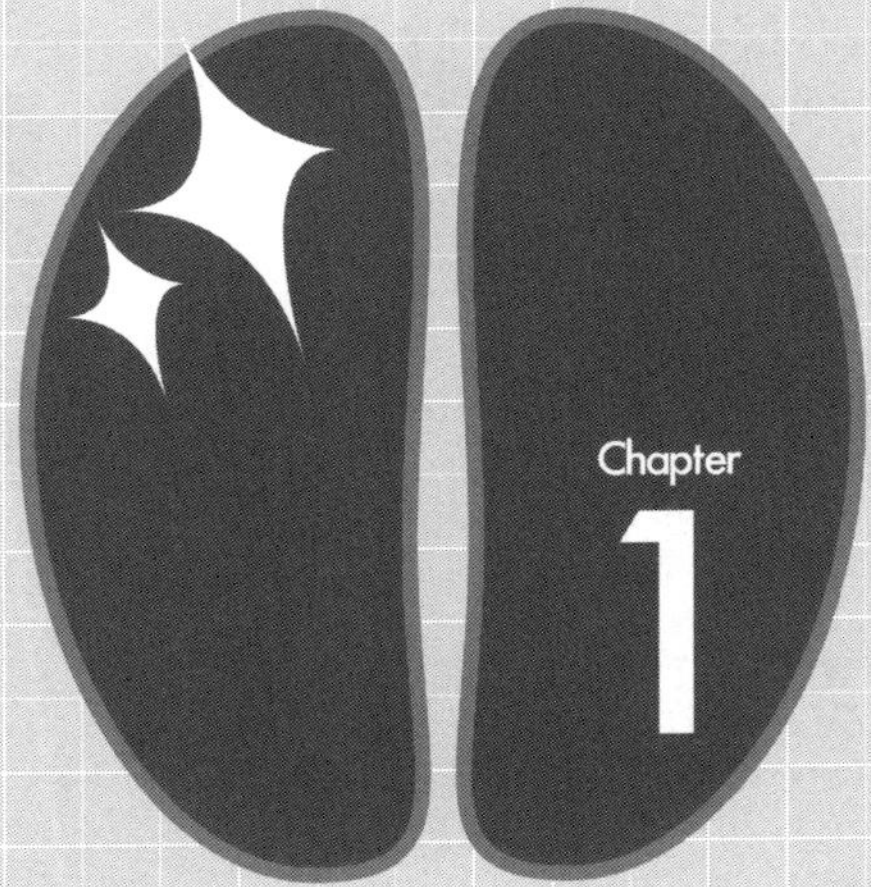

Chapter 1

脳を鍛えても頭は良くならない！

～最新！機能「脳」科学が解明した最速・超効率の学習法とは？～

脳を鍛えるとは？

書店や家電量販店などの光景を思い浮かべてください。

そこには、

「脳を鍛える」


という名のついた本やゲームが多量に積まれています。

しかし、それらの本を読んだり、ゲームをやって、「頭が良くなった人」を知っていますか？

おそらく読者の皆さんは、「頭が良くなった人」を知らないでしょう。


実は、これは脳科学的にいうと当たり前の話です。

たしかに、「脳を鍛える」系の本やゲームで紹介されているトレーニング類は、ボケ防止程度には役立つかもしれません。
手先を動かしたり、多少は頭を使うので、何もやらないよりはやったほうがずっといいでしょう。

でも、あなたが本当の意味での能力アップを望んでいるなら、「脳を鍛える」系の方法を一度中止する必要があります。

頭が良い人がやっていること

では、「脳を鍛える」とはどういうことなのでしょうか?
たとえばサッカーで考えてみましょう。
サッカーをうまくなりたいと思ったとき、ゴールに向かってシュート練習をしたり、走りこみをしたりします。

これは、「鍛える」系の練習といえます。

つまり、「脳を鍛える」系の練習ということです。

その一方で、監督とホワイトボードを使って戦略を練ったりしなければ強くはならないでしょう。

とくに、サッカーの一流選手は、まるで頭のてっぺんに目が付いているかのように、高い所から試合全体を見渡せる能力を持っているものです。というより、**その能力があるかないかが一流と二流を分けているわけです。**


たしかに、「脳を鍛える」系の練習をひたすらやれば、シュートがうまい選手や体力の強い選手はつくれるでしょう。でも、一流選手に必要な試合全体を見渡せる能力はつくれません。

一流と二流の違いは？

一流選手

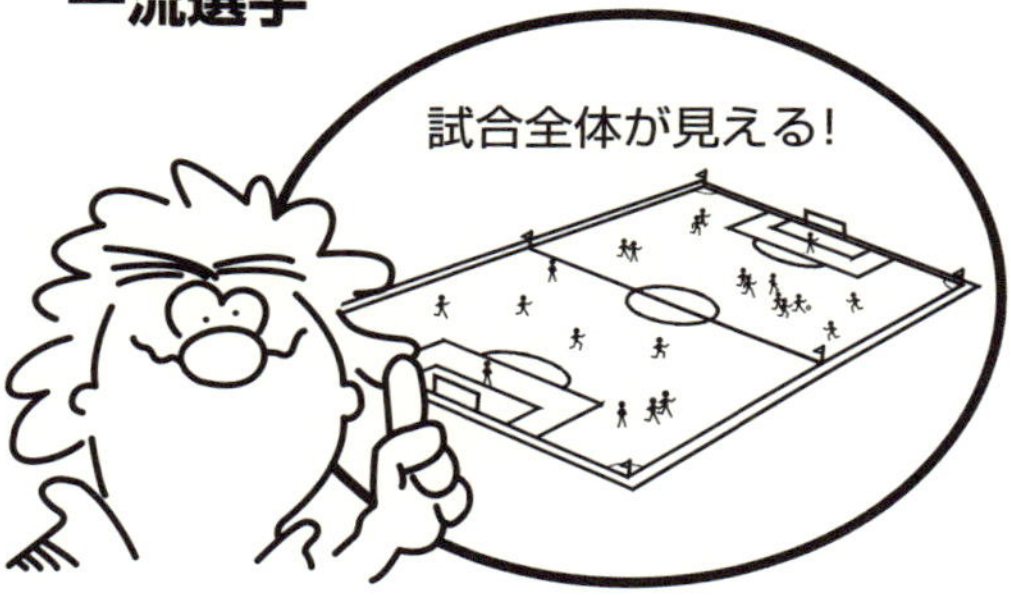

二流の選手

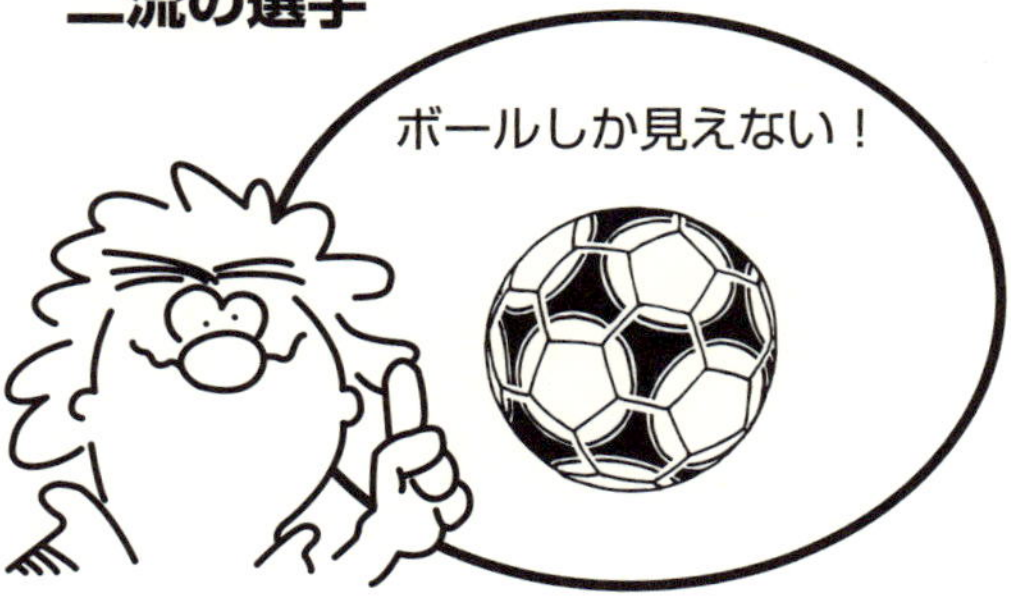

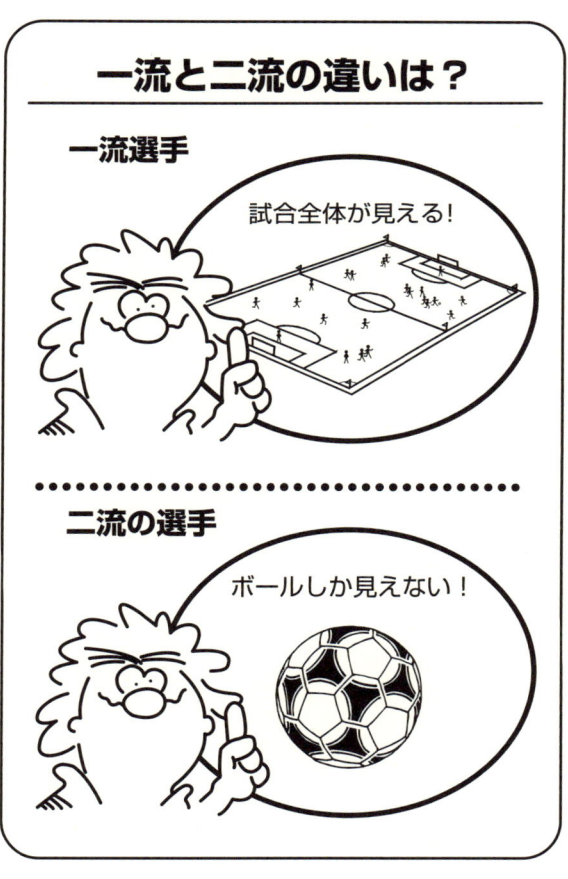

勉強ができても使えない人とは？

これは、サッカーだけでなく、一般社会でも同じです。

たとえば、試験勉強だけできて東大卒の人間がビジネスの世界で必ずしも「頭が良い人」ではないのと同じです。**東大卒でも全然使いものにならない人もいますし、学歴はなくても圧倒的な実績を持っている人もいます。**

簡単にいえば、「勉強だけができる人」と「頭が良い人」は違うわけです。

「勉強だけができる人」というのは、過去に見たことがある問題をやらせれば高い点数をとるでしょう。しかし、今まで見たことのない問題に出くわしたときに、できない可能性が高い。彼らは過去問題集をひたすら解いている人なのです。

一方で「頭が良い人」は、今まで見たことのない問題も解くことができるのです。彼らは過去問題集などやらなくても、その分野の基本的な参考書なり教科書を一冊読んでいるだけで、応用問題も解けてしまうのです。

では、「勉強だけができる人」と「頭が良い人」の違いは何でしょうか？

決定的な違いは、「高い視点を持てるか」ということです。サッカーの例でいえば、高い視点を持つということが「高い所から試合全体を見渡せる能力」なのです。

この「高い視点を持つ」ということを「抽象度が高い」と本書では説明します。

脳は知っているモノしか見えないが…

ここで、少し脳の話をします。

私が拙著の中でいつも書いているのは、

「脳は知っているものしか認識できない」

ということです。

たとえば、私がホワイトボードを原始人に見せたとしましょう。これをホワイトボードだと知らない原始人は、ただの壁くらいにしか思わないでしょう。

つまり、黒板すらない世界の原始人にホワイトボードを教えようとすると、非常に苦労するのです。現代なら小学生でも三歳児でもホワイトボードを認識できます。原始人は大人でもホワイトボードを認識することはできません。

しかし、高い視点で物事を見ることができる（抽象度が高い思考ができる）原始人はホワイトボードを見て、文字を書くところだと認識できる可能性があるのです。

地面に木の棒かなにかで文字や絵を書いたことがある原始人で、高い視点で物事を見ることができる（抽象度が高い思考ができる）原始人なら、ホワイトボードという知らないモノを見ても、何かわかってしまう。

つまり、この抽象度が高い思考ができると、

「知らないモノも認識できるようになる」

ということです。

IQが高いということは?

実は、抽象度が高い思考ができるようになると、圧倒的にIQが上がります。

IQというのは、

「抽象度の高い空間に対して身体性を持って操作できるか」

という能力をいいます。

先日、数学者とある程度高度な数学の話をしたときのことを例に説明します。そのとき、複素数空間（想像上の数字である虚数と実数からなる空間）の話を、お互い手ぶりで話しました。

虚数空間（という数学者のイメージ上の空間）のことを手ぶりで話すのは

変に思われるかもしれません。でも、ＩＱが高ければ、実際には存在していない虚数空間をまるで存在しているかのように指で感じて、臨場感を持って話ができるわけです。

これがＩＱが上がるということなんです。

ＩＱが高い状態というのは、

「いかに触れられない世界を自分の体で触っているかのように感じられるか」

なのです。そして、重要なのが単に高い抽象度の世界を感じられるというレベルじゃないということです。操作できなければならないのです。

その世界をまるで今、目の前にある世界のように手で触れ、舌で味わい、体で感じることができ、さらに操作できるのがＩＱなのです。

たとえば、「三つの図形から共通のパターンを見つけ出し四つ目の図形を推定する」といったＩＱテストも、パターンを見つけ出すという抽象化能力

（「ゲシュタルト能力」ともいう）を要求します。

しかし、このような図形のパターン化能力程度の抽象能力では、現代の情報化社会で通用するＩＱレベルには不足しています。**学校のＩＱテストで良い点をとる程度の抽象度は、真のＩＱとはいえないのです。**

そして、真のＩＱの高い「新しい脳」をつくるのが本書の最終目的なのです。

誰でも「新しい脳」をつくれば、ＩＱが上がる！

ですから、本書のノウハウをマスターすれば圧倒的にＩＱが上がります。本来、見えないものが見えてくるでしょう。

この章の冒頭で話した「脳を鍛える」系の本やゲームで紹介されているトレーニングは、今ある知識の中から脳の運動神経を速くして、いかに最適な解を求めるかということを訓練しているだけ。

たくさんやれば、誰だってだんだん速くなりますし、老化も防ぐでしょう。

しかし、ただそれだけのことです。

そこには、本当の抽象化という概念が入っていません。だから、ＩＱは上がらないのです。


しかし、ＩＱが上がれば全然違う能力が手に入ります。

今まででであれば、ある試験に合格しようと考えたとき、一年間かけて基本の教科書、数々の参考書、過去問題集などを使って勉強する必要があったかもしれません。

しかし、抽象度の高い思考ができるようになってＩＱを上げることができれば、基本の教科書を一度読んだだけで合格することが可能になるでしょう（本書の後半では、記憶力アップや速読のテクニックにも触れます）。

ＩＱが上がれば、今まで一年かかったものを一日でマスターすることだって可能なのです。

ＩＱが上がると・・・

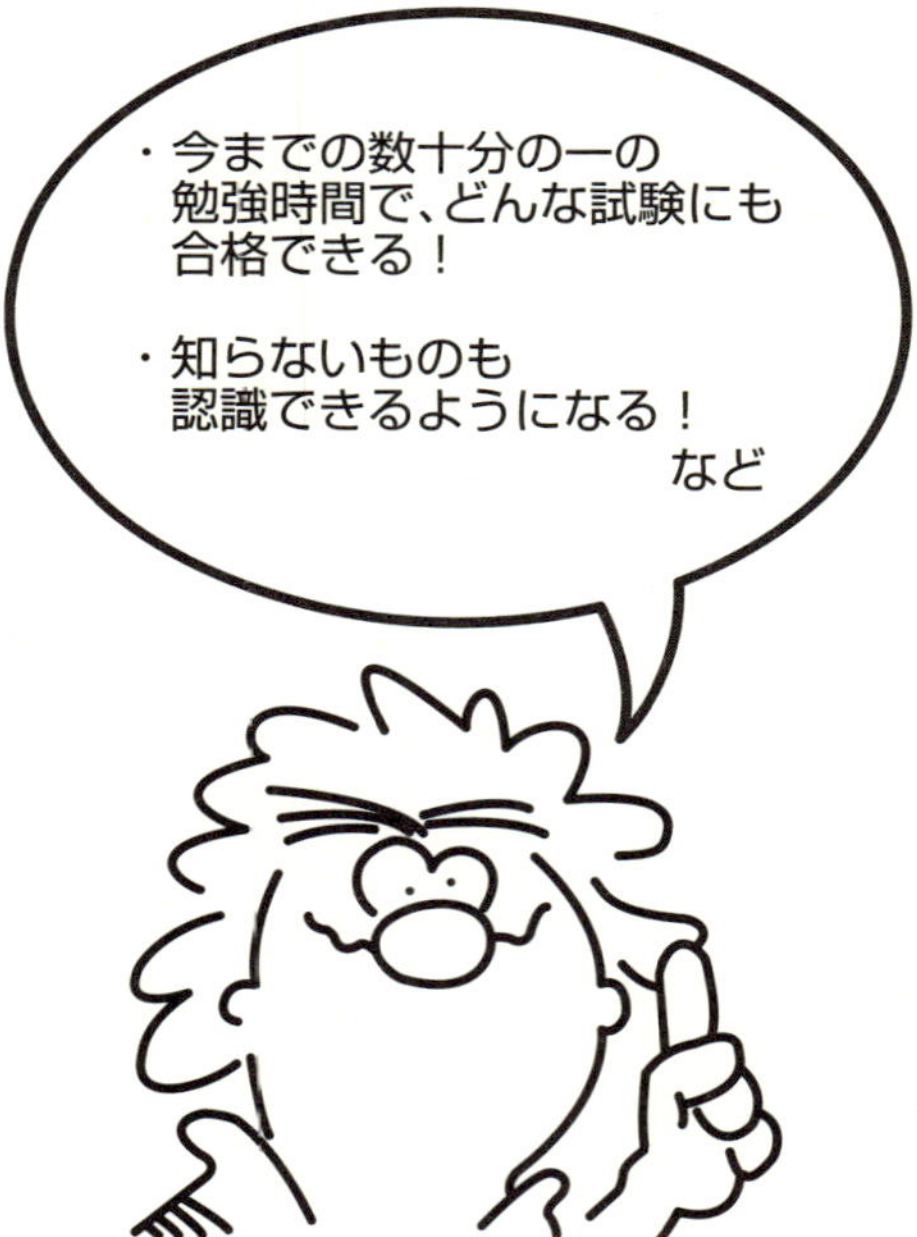

・今までの数十分の一の勉強時間で、どんな試験にも合格できる！
・知らないものも認識できるようになる！
など

本書のノウハウをマスターして、ＩＱが上がったあなたを想像してみてください。あなたなら、何をしますか？

しかし、何か一つの学習をしようと思ったときに、ある問題が出てくるのです。

それは、**「クリティカルエイジ」**という問題です。

ＩＱの高い「新しい脳」をつくる方法を紹介する前にクリティカルエイジについて説明します。これは、あることを習得しようというときに覚えておく必要があることだからです。

クリティカルエイジとは？

多くの人が勉強でもスポーツでもいいのですが、何かを習得しようというときに、今まで経験してきたことの延長線上で新しいことを習得しようとしてしまいます。

しかし、これが大きな間違いなのです。

これは、生物が持っているクリティカルエイジという問題です。

クリティカルエイジとは、遺伝的に決まっているそれぞれの器官のそれぞれの機能の発達の年齢のことをいいます。たとえば、言語であれば、八〜一三歳くらいまでに母国語としての言語の習得が止まってしまうといわれています。

昔やった動物実験では、ある特定の期間、生後間もない猫の赤ちゃんに光を当てないと、**一生目が見えなくなった**というのが報告されています。これは、この実験が行われた特定の期間が猫の視覚の発達にとってのクリティカルエイジだったために、目の発達ができなかったことを証明しています。

現代社会に生きる私たちにとってクリティカルエイジが問題になってくるのは、おそらく母国語以外の言語を習得しようとするときでしょう（私が行っているセミナーの中でも「英語脳」のクラスは特に関心が高いことでもわかります）。

言語のクリティカルエイジ

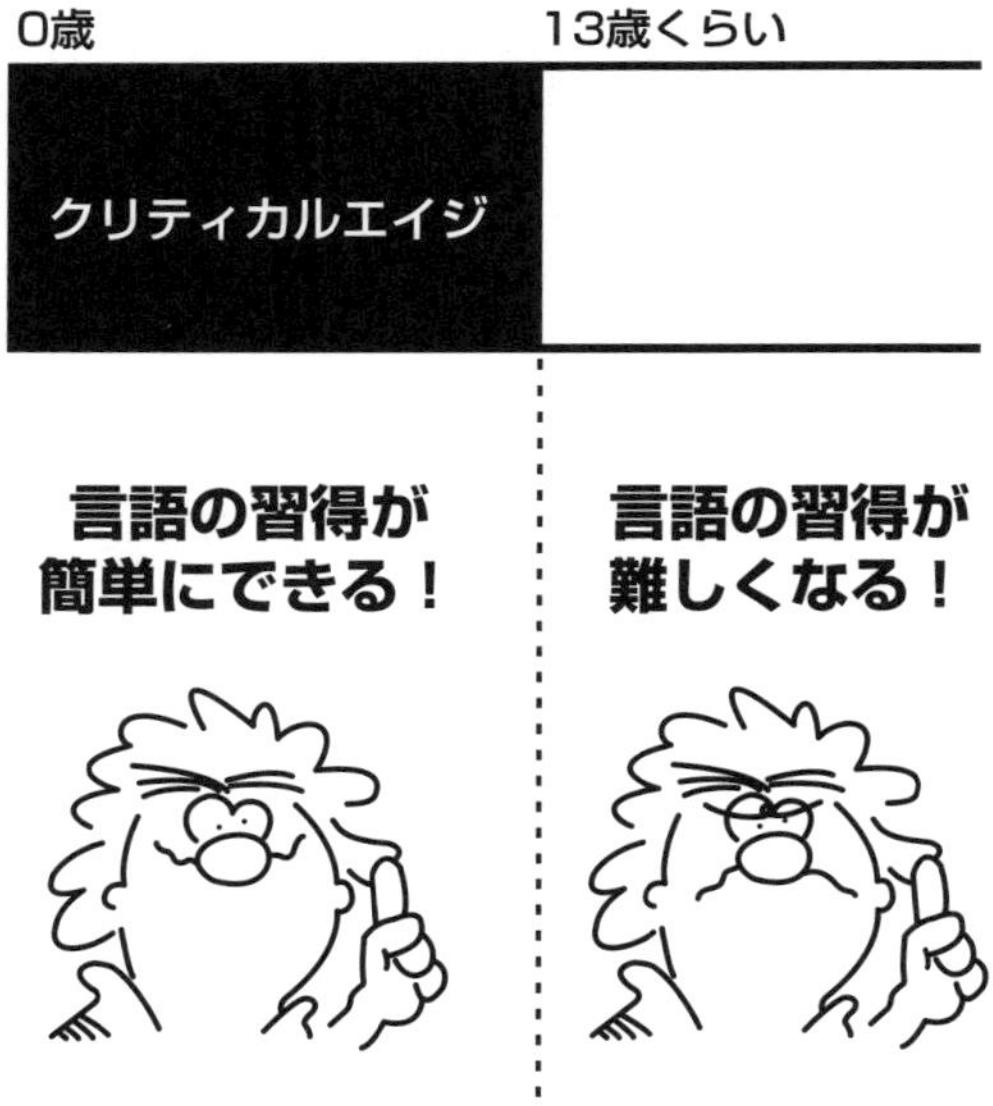
0歳
13歳くらい
クリティカルエイジ
言語の習得が
簡単にできる！
言語の習得が
難しくなる！

一般的に、小学生くらいのときを海外で過ごした日本人は、バイリンガルになっています。しかし、大人になってから海外留学した日本人は、日本語以外の言語習得をしようとしても、なかなか難しいのが現状でしょう。

ましてや日本にいながらにして外国語を習得しようとしている人は、ほとんどの人が挫折しているはずです。後述しますが、これは日本の英語教育の問題でもあります。

次章では、「英語脳のつくり方」を解説しながら、クリティカルエイジについて述べたいと思います。クリティカルエイジがわかれば、本当に必要な学習が何なのかがわかってもらえるはずです。

Chapter 2

なぜ、大人になってから外国語を学ぶと上達が遅いのか？

～「英語脳のつくり方」に学ぶクリティカルエイジ克服法～

生物の進化とクリティカルエイジ

人類も含めて生物の進化は、「最適化」と「最適化の超越」の繰り返しです。最適化というのは、環境に対しての最適化です。生物は身体が発生してきた中で、どんどんどんどんその環境に最適化、その環境に対して最適化を維持するように進化してきました。

そして、一つの最適化を済ませると、その種はその最適化を固定化します。固定化するということは、もしも環境が変化してもその最適化が維持されるわけですから、その生物は絶滅してしまうリスクがあります。しかし、それが種の論理なのです。

ただ、突然変異であったり、何らかの意志の力であったりして、最適化を超越した個体が現れることがあります。ここに「淘汰《とうた》の論理」が働き、さらなる進化を促します。

クリティカルエイジも最適化です。ある問題があって、それを最適に解決する解ができると、その解を習得した神経ネットワークはそれを固定化するわけです。

言語であれば、「一つの地域は一つの言語でいい」というのが最適な情報の伝達方法であって、「一つの地域が二つの言語を同時に維持することは最適化ではない」というのが人類が選んだ最適化だったというわけです。

ですから、言語であれば八〜一三歳くらいの間に固定化されてしまうクリティカルエイジが遺伝情報として生得的に書きこまれているのです。

だから、母国語以外の言語を大人になってから学ぶためには、無理やりクリティカルエイジを克服させるという働きかけが必要になってくるのです。

クリティカルエイジと学習

とくに言語というのは、高度に構造化されたシステムなのでクリティカルエイジ期間が長いのです。

学習というのはビルの建築でいうと、まず土台をつくって、ビルを建ててっていうふうに構造的なものです。ですから、ビルを建てている途中で、「あっ、しまった。土台の設計を間違えた」といって土台を掘り返されると、すべてが壊れてしまいます。

学習も同じで、土台の次元があって、ビルの外装の次元があって、建物そのものの次元があって、構造の次元があって、内装の次元があるというように順番にきます。

それを最初からビルも建っていないのに、内装をつくろうとしてもつくれません。そのためにクリティカルエイジがあるのです。

一つ前を固定し、「もうここから先は土台をいじられちゃ困りますよ」っていうのがクリティカルエイジなのです。

そういう順番がないとものはつくれません。ビルは物理空間に建てますが、情報空間にビルを建てているのが学習だからです。

バイリンガルは二重人格

クリティカルエイジがあるもう一つの理由は、人格を維持するためです。人間は、クリティカルエイジがないと、人格を維持できない可能性がある。

私もそうですが、バイリンガルの人は英語を話しているときと、日本語を話しているときの人格は違います。

たとえば、私の場合は英語で学んだ知識も学んだ期間も違います。大学と大学院のほとんどはアメリカにいて、小学校は日本、中学校は半分アメリカ、社会人になってからは学者としてはほとんどアメリカで、ビジネスマンとしては大半を日本で過ごしています。

ということは、おそらく英語人格は学生人格であり、学者人格であり、日本語人格はビジネスマン人格だと思います。

英語で話している人格と日本語で話している人格が違うのは自分でもわかるわけです。

つまり、クリティカルエイジというのは人格性そのものになります。もしも、言語におけるクリティカルエイジがなければ、おそらく一つの人格を整合的に維持できなくなってしまいます。

そのときそのときごとに違う人になってしまいます。

それを逆向きに言うと、新しい言語を学ぶということは、違う人になってしまうということです。だから新しい言語は脳も心も学びたくない。人格を維持することが最適状態の維持であるから、クリティカルエイジが存在するわけでもあるのです。

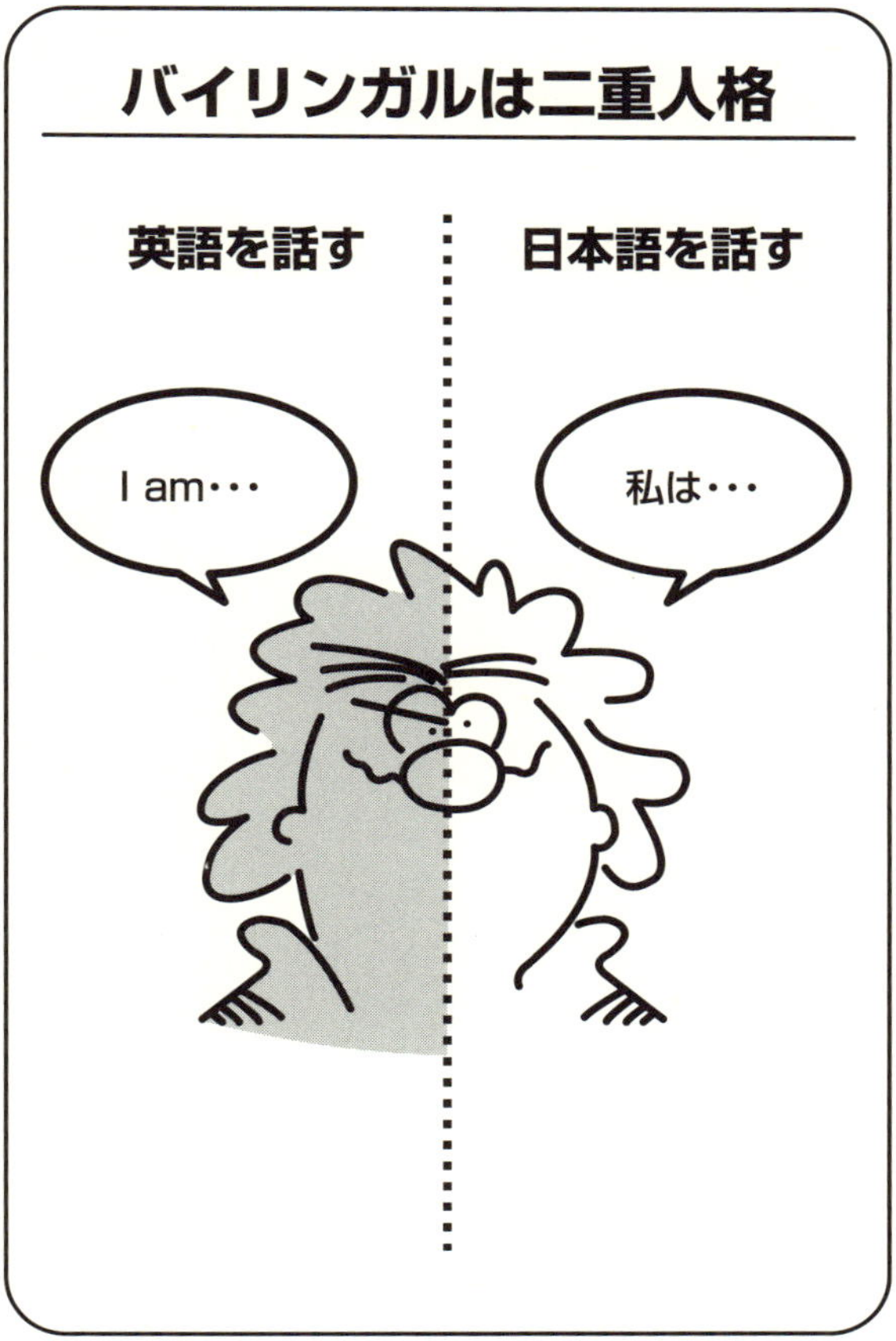
バイリンガルは二重人格
英語を話す
日本語を話す
I am・・・
私は・・・

クリティカルエイジは本当にあるのか？

私がクリティカルエイジの話をすると、

「おばあちゃんになってから英語をマスターした人もいるから、クリティカルエイジというのはないいんじゃないか」

といってくる人もいます。

しかし、そのおばあちゃんはネイティブからするとマスターしたというレベルではないかもしれません。クリティカルエイジの克服とは関係なく、それなりに上手になったのかもしれません。

もちろん、たまたまそのおばあちゃんが英語を学んだ方法が、私がオススメするクリティカルエイジを克服する方法だったのかもしれませんが。

私が主張したいのは、

「クリティカルエイジはあるが、クリティカルエイジは克服できる」

ということなんです。

ですから、私にとっては、おばあちゃんになってから英語をマスターしたって聞いても驚きません。それが本当なら、そのおばあちゃんが「たまたま正しいクリティカルエイジを克服する方法で英語を学んだのだろう」と思うだけです。

前述した「生後間もない猫に特定の短期間に光を遮断しただけで、そのまま一生視覚能力を失った」という実験からもわかるように、クリティカルエイジはあります。

本書では、あまりに専門的になりすぎるので詳細は省きますが、**クリティカルエイジ現象が神経ネットワークの数理実験などを通して確認されている**

ことも事実です。

では、実際にクリティカルエイジを克服するにはどうすればいいのでしょうか？

「英語脳のつくり方」に見るクリティカルエイジ克服法

ここからは、クリティカルエイジを克服する方法をよりイメージしやすいように、私が指導している「英語脳のつくり方」クラスでの方法論を説明していきます。

私が指導しているのは、外国語をネイティブ「並み」に上手になるための方法論ではなく、英語をネイティブスピーカーとして、つまり母国語として成人してから使えるようにするための方法論です。

ネイティブスピーカーという言葉は曖昧《あいまい》な言葉ですが、簡単にいうと、

「文法ルールなどを暗記することなく、自然にある言語を習得した人たち」

のことをいいます。

私たちが日本語を文法ルールを学ばずに学んだのと同様です。

では、どうすればいいいか？

これは、本質的にはすごく単純で日本語の神経ネットワークを利用して英語を学ばなければいいだけです。

日本語という言語を学習するにあたっての神経ネットワークのクリティカルエイジは終わっていても、まだ英語をネイティブスピーカーとしては学んでないわけです。ということは、脳の物理レベルでは日本語のネイティブスピーカーは本来、英語に対してのクリティカルエイジはないはずです。

ただ、これは進化における選択だと思いますが、おそらく人類は過去にバイリンガル、トリリンガルである必要性がなかった。一つの言語を学べばもう二度と言語を学ばなくてよかった。そのために、「二つ目の言語は学ばなくていいよ」という認知レベルでの何らかのクリティカルエイジが働いてしまっているのです。

しかし、いろいろな研究の結果、そのいくつかの中心的なクリティカルエイジの構造体を維持したまま、全く新たに言語のネットワークが組めることがわかったのです。

つまり、日本語のネットワークを維持したまま、英語のネットワークを新たにつくれることがわかったのです。

日本語脳の上に英語脳はつくれない！

クリティカルエイジを克服して英語脳をつくるための第一段階は、日本語脳の活性化を抑えることです。

具体的な方法の例については本章の最後のトレーニングのところで紹介しますが、今の日本の英語教育は日本語脳を活性化させることにより英語を学ばせようとしています。

大学受験の英語とかを見ると、「この文章の意味を述べよ」って英語の文章が書いてあって、意味は日本語で書くというのが多い。

私なんかは、ここからおかしいと思ってしまいます。日本語の文章は英語の意味ではありません。翻訳ではあるかもしれませんが、「この英語の文章の意味を述べよ」というときは英語で文章を書かなきゃいけないと思いませんか。

実際には文章の中には意味はありません。意味は発話状況に埋め込まれているのです。

たとえば、ある女の子が彼氏のジョンに対して、

「Ｊｏｈｎ！」

といったとします。そのときに、一年ぶりに成田空港で会って「Ｊｏｈｎ！」というのは「うれしいよ」って意味になるでしょう。でも、トイレの中から「Ｊｏｈｎ！」と聞こえてきたら「トイレットペーパー取って」という意味かもしれません。

このように、同じ言葉でも状況によって意味は全然変わってきます。これが、意味は状況に埋め込まれているということです。

状況から切り離された文章には意味は存在しません。

しかも、それを「日本語で書け」ってやっているのが日本の英語教育なのです。

だから、私はいつも、

「日本の英語教育ではクリティカルエイジは克服できない」

といっているのです。

日本の英語教育では英語を学ぶときに、日本語で英語を学ぶので、日本語脳を活性化させることになり、日本語の土台の上に英語のビルを建てようとしてしまう。ですから、永遠にネイティブにはなれません。

英語のビルを建てるときは、土台から英語用のビルを建てなければいけない。そのために必要なのが日本語脳の活性化を抑えるということなのです。

脳は勝手に文法を学ぶ！

「英語脳のつくり方」の最初にやることは日本語脳の活性化を抑えることでした。

ただし、日本語はヘッドファイナル言語であり、英語はヘッドイニシャル言語というように、ただ単にクリティカルエイジに対する働きかけのみでは、

「英語脳」の実現は厳しいと考えています。
ちなみに、ヘッドとは、動詞句なら動詞、名詞句なら名詞などの一番重要な部分を指します。英語のように句や節のはじめに重要部がくる言語をヘッドイニシャル言語といいます。

ですから、次にやることは、脳の中に英語のネットワークをつくる作業です。土台があって、外壁があって、内装があってというように、英語のビルを建てていく必要があります。
では、どうやるかというと、予測する訓練をする。これは古くは一九八〇年代にエルマンという人が実証したエルマンネットという概念などに基づいたやり方です。

たとえば、

ドクター苫米地の「英語脳」の作り方理論

**「文法ルールなどを暗記せずに、
自然にある言語を習得する方法」**

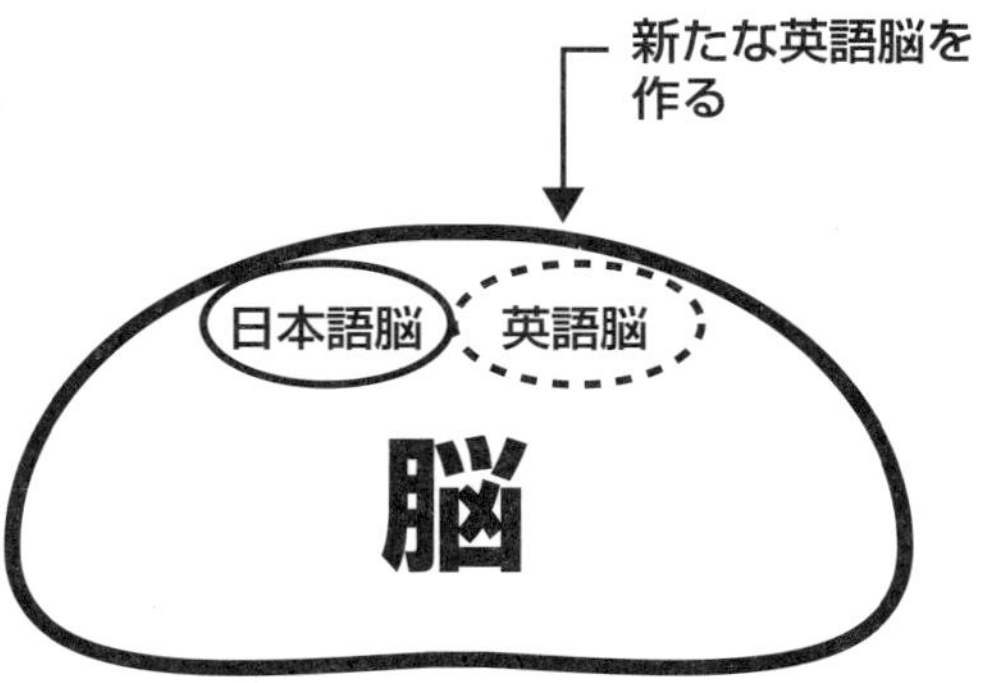

※この図はわかりやすくするための概念図で
脳機能の解剖学的な高次化としての言語脳
があるわけではありません。

「John gave Mary a book」

という文章があったときに、John という単語の次に gave がきますよ、次に Mary がきますよ、a がきますよ、book がきますよというように、次は何がくるかという予想をしていく神経ネットワークの訓練をします。

そうやってありとあらゆる英語の文章を見せ続けると、名詞、動詞とかいう品詞別の区別も含めたネットワークができるようになります。

エルマンはそういう訓練をした神経ネットワークの状態を数理解析（クラスター分析）して、次の単語の予想だけで神経ネットワークが統語構造のみならず、品詞の区別までもが学習可能であることを示しました。

要するに文法が勝手に学べるようになるのです。

チョムスキーの仮説

さらに、マサチューセッツ工科大学の教授である言語学者のチョムスキーの仮説「言語能力生得説」と「ユニバーサル文法説」が正しければ、脳は生得的にほとんど文法能力は持っていて、あとは言語ごとにパラメーター（設定）を調整するだけだということになります。

日本語はヘッドファイナル言語であり、英語はヘッドイニシャル言語というように、言語によって多少の違いがあるけれども、基本的には言語というのは一つの体系であって、あとは設定をうまく調整すればいいというのがチョムスキーの仮説です。

脳は文法を勝手に学ぶ

エルマンの説

「次は何がくるかという予想をしていく訓練をしていくと、名詞、動詞とかいう品詞別の区別も含めたネットワークができるようになる」

チョムスキーの説

「脳は生得的にほとんど文法能力は持っていて、あとは言語ごとにパラメーター（設定）を調整するだけだ」

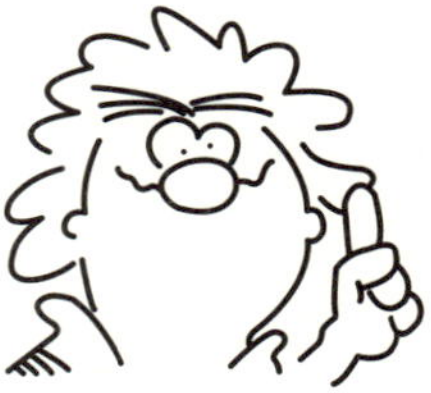

ですから、英語脳の基本的なカラクリは簡単です。

英語脳のトレーニング

・日本語脳の活性化をさせない
・次を予想する（決して暗記しようとせずに、次を予想する）

実際に、私がオススメしている方法は、英語のドラマを何度も繰り返して見続ける方法です。

「英語脳のつくり方」クラスで教えるときは、**「日本語脳の活性化を抑える音源」**を聞いてから、ドラマを繰り返し見る方法を勧めています。

ドラマを見ていても、最初は何だかわからなくてもいいから、ずっと聞く。もちろん、絶対に日本語の字幕を出してはいけません（その瞬間、日本語脳が活性化されてしまうからです）。

そのあとは慣れで次がどんどん予想できるようになってくる。文法規則が学習されるということです。そして、いつの間にか理解できるようになります。

意味は状況に埋め込まれています。だから、視覚情報が意味理解上、きわめて重要です。

文字を学ぶのは、とにかく全部予想できるようになってからです。英語のクローズドキャプション（英語の字幕）を見て、この単語はこうやってスペルするのかっていう、音を見てからスペルを覚えるだけで十分。

前述したように、完全に予測できるようになれば、文法は脳が勝手に覚えます。一日最低でも五時間、できれば一二時間以上、これを三週間は続けてください。

アメリカのスパイ教育で使われていた！

ちなみに、この方法に近いことがかつてアメリカのスパイ訓練で行われていました。アメリカでは、初期のベルリッツの**トータルイマルジョン法**を国務省が正式に採用してスパイ訓練に使っていました。

このベルリッツの発明したトータルイマルジョン法とは、たとえばロシア語がしゃべれない国務省の官僚に対して、一日一一時間ロシア語だけしゃべり続ける。それも一一人の教師が一時間ごとにずっとくる。

それを何日間も続けると、ものすごい勢いでロシア語ができるようになるという方法です。

ここまでで、「英語脳のつくり方」の基本的なカラクリはわかったと思います。

ただし、ここで問題が出てきます。一般的に子供が大人とまともに話せるようになるのは、最低でも七～八歳です。ということは、この方法だけでは七～八年やり続けなければいけないことになります。

しかし、もっと早くできるようになる方法があるのです。

それを次章で解説します。

『英語脳』体験談

「英語さえ話せれば、世界がひらける」。そんなことはまったくないとわかっていても、「やっぱり英語が話せればいいなあ」と思い続けてどのくらいになるでしょうか。

あるとき、苫米地博士のブログを読み、英語教育の既存の概念を打ち破る画期的な方法論が指導されていることを知りました。

これは「ぜひとも参加してみたい!」ということで昨年九月の英語脳のカリキュラムに申し込んだわけです。

講義の内容は多岐にわたり非常に興味深いものでした。なぜ英語脳がこの年齢になってもつくることが可能なのかということも私なりに理解できたのですが、実際に私の脳にできなければお話になりません。

それで、ともかく「やるだけやるぞ」と決心して、米国のTVドラマシリーズのDVDを借りてきて見ることにしました。講義に出てきた手法を試しながらのこともありましたが、ただボケッと眺めていることも多々ありました。

土曜日の夜

カリキュラムの二週目の土曜日の講義を受けた夜のことでした。久しぶりに知的好奇心を刺激され軽い興奮状態にあったのか、あまり眠気がなかったのでDV

Dを見続けていました。

四～五時間くらい見た時でした。「あれっ」と思ったら、単語が聞き取れるようになっているのです。

それまでは、英語がドカドカと塊で入ってくるような感じで、聞き取れたのは一割くらいだったでしょうか。ちょっと聞き逃すと筋はまったくわからなくなるといった状況でした。

画面で推察できるシーンはなんとか理解できても、込み入った話になるとお手上げだったのです。

それが突然、単語がひとつひとつサラサラと聞き取れるようになっていたのです。もちろん、その単語の意味がすべて理解できたわけではありませんでしたが、ぐっとドラマが身近になっていました。

日本語のドラマを見ているときに耳に入った単語だけで話を簡単に推察し理解しているような感じでしょうか。英語のドラマでは集中して聞かなくてはなりませんが、聞こえてきたものだけで話がわかるようになっていました。

短期間で実感できた自分の脳の変化が不思議でしたが、わくわくしてとても心地良いものでした。

いうなれば最新の機能脳科学の知識を自分の脳で実験して体感しているわけなのです。楽しくないわけがありません。

●英語の夢

日中は日本語を話さなくてはならない

環境だったので、英語の時間を長くするのにも限界があったのですが、英語の夢もちょっとだけ見ることができました。

その後、英語を話す機会が増えたのですが、「あれあれ、誰だいこれは」と自分がびっくりするような速度でしゃべっていることもあります。

ただ、まだ英単語の備蓄が少ないので、パタッと止まってしまうことがあります。

単語をうまく引き出す、備蓄を増やすのが今後の課題かなと思っています。今までのようにひたすら詰め込んでいく必要はないので、これまた楽しみなのですが。

目的が見えてきた!

英語脳を知ることで、「なぜ英語がうまくなりたいのか」というのが自分のなかではっきりしてきました。すると英語に対する特別な感情、劣等感のようなものがなくなり、これが相乗効果となって、楽に英語と付き合えるようになりました。

「知識のないものは見えない」

いいかえれば、知識があるといろんなものが見えてくると実感できたセミナーでした。(内科医　Mさん)

Chapter 3

ようこそ ダ・ヴィンチ・プログラムの世界へ

～誰でもできる加速学習プログラムのメカニズム～

最短・最速でマスターするには？

前章で「英語脳のつくり方」の基本的なカラクリはわかったと思います。

しかし、ここで大問題があります。

それは、前章で紹介した「英語脳のつくり方」をただ単にやっているだけでは、マスターするまでに七〜八年かかってしまうことです（子供が大人と同じくらいに会話ができるようになる期間と同じになってしまいます）。


しかし、もっと早くマスターする方法があります。


それは、第一章で説明した「抽象度を上げる」という方法です。つまり、IQの高い「新しい脳」をつくればいいのです。

抽象度を上げるということは、見ていない知識を見ている知識と同じように認識できるわけです。ですから、本来、知らないことは認識できないはずなのに、抽象度が上がれば認識可能になる。

つまり、知っているのと同じ効果があるわけです。

これを「英語脳のつくり方」にも生かす。

たとえば、日本語脳としての活性化を抑えると、言語体験としての知識、知見も抑えられてしまいます。

しかし、抽象度を上げることができれば、それより一つ高い抽象度の（言語を超えた抽象度の）知識を生かすことができるわけです。

つまり、高い抽象度の下に日本語脳と英語脳がぶら下がっており、抽象空間は生かすわけです。

そうすれば、大人になるまでに学んだ知識が利用できるようになる。たとえば、今まで体感したことや経験したことを日本語という言語空間より上の抽象空間にまで持っていくことにより、英語脳と結びつけることができる。

そうすることによって、日本語を一切介せずに、今までの体験も含めた知

最速でマスターするメカニズム

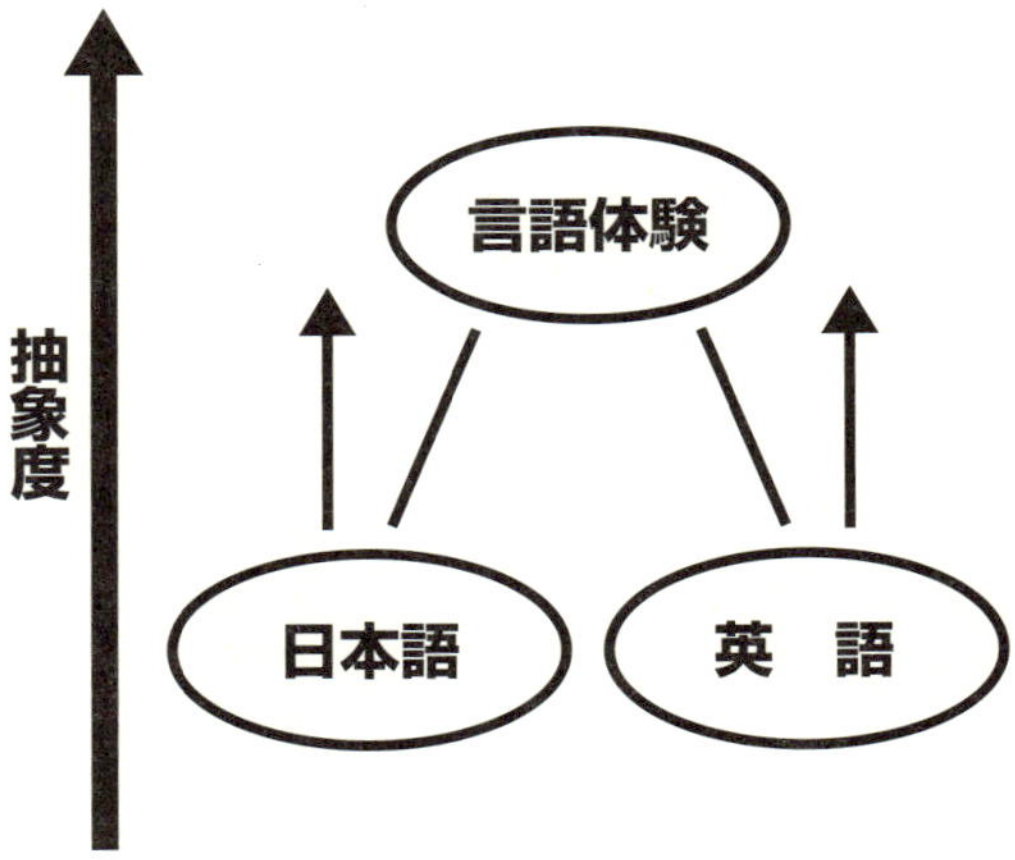

言語体験の次元にまで抽象度を上げれば、日本語脳を活性化させずに、今までの日本語での体験を英語に結びつけることができるようになる

識を英語の言語の中で生み出せるのです。

ということは、英語脳をつくるのにも、抽象化の能力が必要になってきます。

ですから、私が「英語脳のつくり方」クラスで指導するときは、「抽象化訓練」クラスと一緒に教えるようにしています。

もちろん、英語脳をつくるのに七〜八年かかってもいいという人には抽象化の訓練はいりませんが。

つまり、英語脳を速くつくりたければ、

・抽象化の訓練をしながら日本語脳の活性化を抑える
・次を予想する（決して暗記しようとせずに、次を予想する）
・英語のドラマなどのＤＶＤを朝から晩まで見続ける
・抽象化訓練を行う（次章で詳しく説明します）

ということになります。
そうすると英語脳が勝手にできてしまうのです。

実は、「抽象度を上げる」ことによって、加速学習が可能になる！

実は、「抽象度を上げる」方法は英語だけじゃなくて、ありとあらゆる学習に応用できるのです。この方法を使うとあらゆる学習が圧倒的な速さで学べるようになります。

これが、「新しい脳」をつくるメカニズムなんです。

そもそも、学習とは一つ上の抽象空間（「ゲシュタルト」といいます）をつくっていくことです。言語も数学も武道もスポーツもすべて同じ。言語であれば、最初は「アー」とか「ウー」という音を出すところからはじまって、それが単語になり、文章になっていくというように一つ上の抽象空間をつくっているのです。

一つ上の抽象空間をつくり、他のありとあらゆる過去の人生の中でやってきた体験を新しい学習とガーンと結びつけると、圧倒的な速度でいろんなことが学べるようになります。

前述したように、人間がやっている世界は、ビルを建てていようが、音楽をつくっていようが、本質は同じでしょう。ビルを建てるのと曲を書くのなんて全く同じです。構造物をつくる世界であって、それが物理空間なのか音楽空間なのかという違いだけです。

ですから、今まで体感したことや学んだことを、きちんと抽象化できていれば新しい学習が圧倒的な速さでできるようになるのです。

つまり、クリティカルエイジが働く必要のない抽象度まで上げてしまえば、クリティカルエイジは関係なくあらゆる学習が可能になるのです。

「抽象度が上がる」とは？

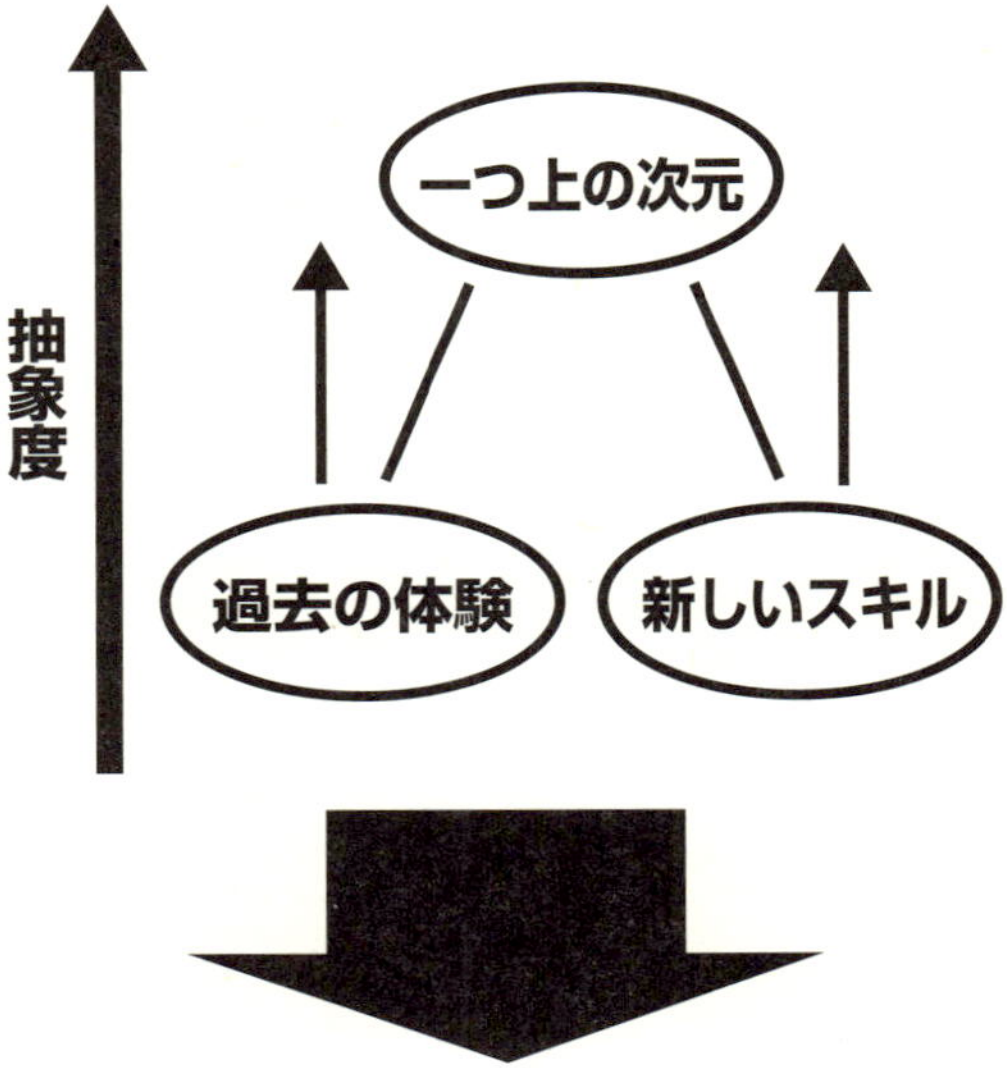

圧倒的な速さであらゆるスキルが学習できるようになる！

レオナルド・ダ・ヴィンチのような人は、ありとあらゆることにたけていたわけですが、それはそれぞれを必死になって学んだわけじゃありません。それぞれ学んだことを全部抽象化（ゲシュタルト化）しているので、次のことはベースとなる知識があれば全部その場でマスターできてしまっていたというわけです。

加速学習をマスターするためのコツ

抽象度を上げることができると、圧倒的にIQが上がり、新しい言語が自由自在に学べるようになるし、新しい技能、新しい学習があっという間にできるようになるという効果があります。

普段の言語活動であったり、身体活動であったり、何らかの学習した活動よりも一つ、二つ高い抽象度に上げる。その抽象度を維持したまま新しい学習をする。

しかし、ここでの注意点は、「英語脳のつくり方」のときに日本語脳を抑えたように、過去の学習ネットワークの活性化は抑えなくてはいけません。過去の学習ネットワークに新しい学習をのせようとすると絶対にうまくいきません。

よく何か特定のスポーツをやっていた人は、別のスポーツの学習が遅くなるといわれます。

それは前のスポーツでやった動きをそのまま持ってきてしまうから、癖が出てしまっているのです。だから、前のスポーツの動きは、一度リセットしなければいけません。

とはいえ、そのとき学んだスポーツの体の運動に対する抽象化された学習は利用していいわけです。ただ、前のものが関係ないほど抽象度を上げてしまえばいいのです。

どのレベルまで上げればいいのか？

では、どのレベルまで抽象度を上げればいいのでしょうか？

私が勧めているのは、「過去に学習したもの」と「新しく学習したいもの」とが共有する一つ上の次元まで抽象度を上げる方法です。

この一つ上の次元を**リースト・アッパー・バウンド（Least Upper Bound）**といったりします。自然数の掛け算における最小公倍数に相当します。

そして、このリースト・アッパー・バウンド（ＬＵＢ）を見つけ出すことが、もっとも効率のいい学習方法なのです。

アメリカ人がスペイン語を学ぶのと、日本人が英語を学ぶのとでは全然ＬＵＢの高さが違います。

たとえば、英語とスペイン語は、言語族が近いのでLUBの抽象度が高くない。だからネイティブスピーカーになるのは決して難しくありません。

一方、日本語と英語だと、言語族が違うのでLUBの抽象度は、かなり高いところにあるから難しくなります。

ダ・ヴィンチは抽象度が高い！

ここまでの話はわかったでしょうか？

実は、新しい言語の学習は簡単なんです。新しい学習も簡単です。

また、レオナルド・ダ・ヴィンチの話になりますが、彼がすごかったのは抽象空間での臨場感を維持するということが、生得的なのか自ら訓練したのかはわかりませんができたことです。

そうすると、その抽象空間の臨場感を維持できれば、一つ高い抽象度で新しい学習を取り込んでいくので、ものすごく学習が速い。

私も、

「よく先生なんでもやりますね」

とかいわれますが、私は一つのことしかやっていないと思っているわけです。

ギターを弾いたり、映画をつくったりいろんなことをやっています。抽象度が低い視点から見ると別々のものに見えますが、私自身も同じことをやっていると思っているのです。

ＩＱの高い子供を育てるのも簡単！

この章の最後にＩＱの高い子供を育てるとっておきの方法を紹介します。

娘をハーバードとスタンフォードの両方に合格させたアメリカ人の友人が

います。彼は、ＵＣバークレー出身のもともと反権威的な人で子供の受験といったことに反対するタイプです。

でも、そんな彼の娘が名門大学に入ったと聞いたので彼に**「どういう教育をしたの？」**と質問をしたことがあります。そのときの彼の答えは、

「とにかく子供には小さい頃から、物事のカラクリを説明させてたんだ。何でもいいけどね。信号で止まると、『何で車は信号で止まらなきゃならないんですか』っていう質問をする。そうすると、子供が一生懸命説明する。とにかく世の中に対して説明をいつもさせてたんだ」

と教えてくれた。

まさに、説明するという行為をさせることで抽象度の高い世界をつくるという訓練をさせていたんです。抽象度の高い世界がつくれれば、ＩＱが上が

るというのは本書でも再三述べてきたとおりです。

説明原理を与えるということは、一度事象の抽象化が必要ですから、抽象思考をすることと同じです。知識を暗記するのとは全然違います。実際、私の友人が試験勉強なんかさせずに、娘を名門大学に入れているわけですから。

私も、どうせ教育するなら、試験勉強させるよりもそのほうがいいと思っています。少なくとも暗記方式より断然いいでしょう。

子供さんをお持ちの方は、少し参考にしてみてください。

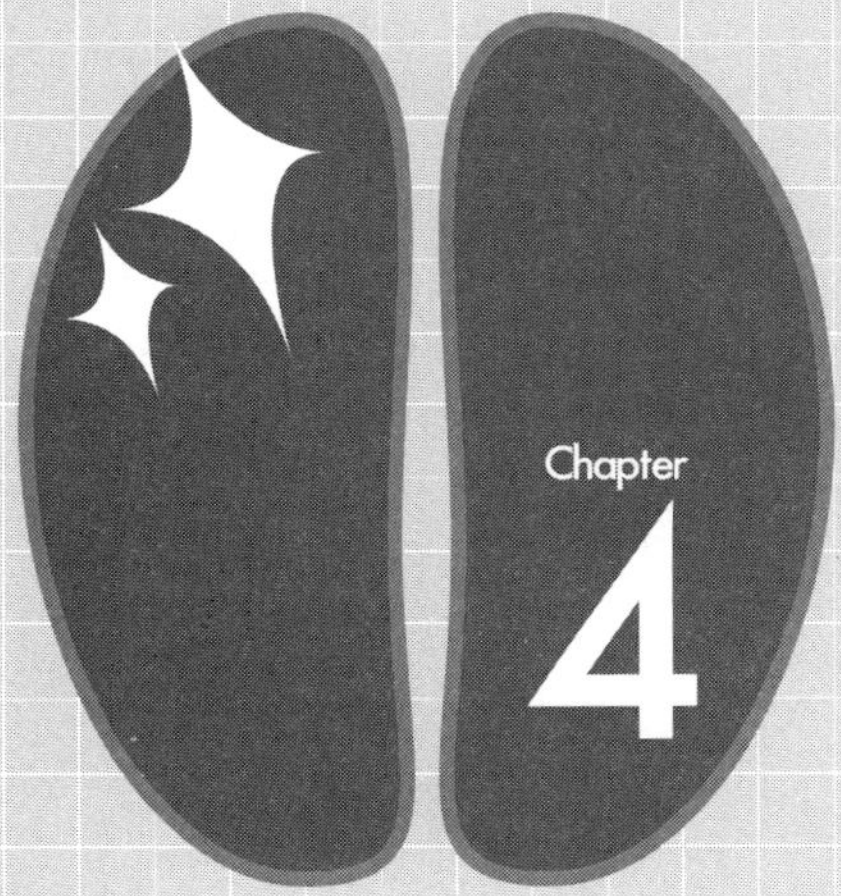

あなたの能力を50倍にする基本ステップ

～もっとも学習に適した
「脳のつくり方」「集中力のつけ方」～

ＩＱの高い「新しい脳」をつくる最初のステップ

ここまでは、「新しい脳のつくり方」のカラクリを述べてきました。また、何か新しいことを学習しようとするときに問題になってくるであろう「クリティカルエイジ」にも触れました。

ここからは具体的なＩＱの高い「新しい脳」のつくり方を解説します。ＩＱの高い「新しい脳」をつくれば、あらゆる学習は五〇倍以上の速さでマスターすることが可能になります。

そこで本章では「新しい脳」をつくるために最適な脳の状態をつくる方法を紹介します。基本ステップは次の通りです。

・ステップ①　リラックス状態をつくる

・ステップ② コンセントレーション（集中）状態をつくる
・ステップ③ 超並列脳をつくる

以上の順で、各ステップを説明します。

まずは、リラックスからです。

なぜ、リラックス状態が必要なのか？

ＩＱというのは、

「抽象度の高い空間に対して身体性を持って操作できるか」

という能力をいいました。

リラックスしていないときは、身体が物理空間から強く影響を受けているときです。つまり、臨場感が物理次元にあるときです。これでは、抽象度の高い空間に身体性を持って臨場感を感じることはできません。

ですから、どうしてもリラックス状態が必要になってくるのです。

これからつくり上げる世界というのは、物理空間の上の次元である抽象度の高い空間なわけです。

物理的に「肩がこってる」とか「『ブーッ』と車が来て心臓がドキッと一瞬した」というのは物理空間の臨場感になってしまいます。

まさにストレス状態というのは物理空間の臨場感ですから、その臨場感を持ったままでは、高い抽象空間の臨場感は出ません。

ですから、まず最初にリラックス状態をつくる必要があるのです。

スタニスラフスキー・システム

スタニスラフスキー・システムという有名な演劇メソッドをご存じですか？

何人ものハリウッドスターを生みだした演劇学校アクターズスタジオでリー・ストラスバーグという演技の大先生が指導していた「メソッド演技」も、スタニスラフスキー・システムを基礎としたものだったくらい有名な演劇メソッドです。

このスタニスラフスキー・システムの方法論にも、

- **リラクゼーション**
- **コンセントレーション（集中）**
- **記憶の利用**

ということが書いてあります。

とにかく、まずはリラクゼーションであると書いてありますが、私が本書で伝えたいこともまったく同じです。

演じている世界というのは抽象空間です。やっていることは体でやっている演技かもしれませんが、観ている人にとっては物理的な現実世界ではありません。つまり、映画と同じ。

ということは、これは仮想世界になる。仮想世界のリアリティーを出すためには、観ている人も実は演技している人も両方ともリラックスしていないと臨場感は出ないはずです。

前述したように、ストレス状態では物理空間の臨場感が強くなるので仮想世界の臨場感は感じられないからです。現実の物理世界で目の前にナイフを突きつけられて脅されているときに、その目の前で映画をやっていたり、立派な演技をやっていても誰も臨場感は感じません。

肩がこっている俳優が、肩がこっていない役を肩がこったまま演じたら全然臨場感は感じられません。ですから、ステージに上がるときは、自分の体の状態を全部リセットしてから演じないと良い演技はできません。

それがリラクゼーションです。まず徹底的に緩める必要があるのです。

そうしないと、抽象度の高い世界を感じることはできません。

現代人はリラックスできない体になっている!

人間は、目の前の危機に対して思いっきり対処しているときは、物理空間に思いっきり強い臨場感を感じています。

それは「ストレス状態」であり「緊張状態」です。

ですから、ストレスというのは必要なわけです。

たとえば、敵が来たという防御のとき、イノシシ狩りに行くときだって、思いっきり物理空間の世界に対して研ぎ澄まされた臨場感を出します。これが「ストレス」です。

ところが、現代人は本来緊張する場面でもないのに、ストレス状態を消すことができなくなってしまっているのです。

おそらく私たちの身体は、三〇〇〇年前、五〇〇〇年前とほとんど変わっていません。三〇〇〇年前、五〇〇〇年前だと、確かに「敵が来た」といった場面でストレスを感じ、そうじゃないときにリラックスできていたはずです。

ところが、その三〇〇〇年前、五〇〇〇年前の身体を持ったまま、現代社会で生活をすれば、車のクラクションが鳴ったり、人が突然止まったりという「ドキッ」とする出来事が数多く起こります。

現代人の意識にとってはたいしたことはないことでも、三〇〇〇年前、五〇〇〇年前の身体にストレス状態をつくるのには十分です。

つまり、自分がストレス状態になったことさえ気がついていない現代人が多いのです。本来であれば、ストレス状態が必要なくなった段階で、リラックス状態をつくる行為をして体を緩める必要があります。しかし、現代人はストレス状態であることすら気づいていないので何もしません。

その結果、ストレス状態を維持してしまい、朝になっても肩がこった人がいっぱいいるわけです。夜の眠りが浅い人も同じことが原因です。

このように、現代人はリラックスしていい場面でも緊張してしまっています。常に緊張してしまっている「ストレス状態」にあります。ですから、リラックス状態を完全に忘れてしまっています。

リラックス状態のつくり方

現代人は、意識が気づいていないだけで、無意識はいってみればストレス空間の金縛りにあっているともいえます。

ストレス空間の金縛りも、夜寝ているときの金縛りの解き方と同じで、ゆっくり自分のやりやすいやり方で、体の一カ所から始めてだんだん身体全体をゆっくりゆっくり緩める。これを五〜一〇分くらいかけて筋肉を緩めるというリラクゼーションを毎日やる。

そうすれば、リラックス状態を感じることができるようになります。

逆腹式呼吸でリラックス度を高める

リラックス度を高める方法の一つとして、逆腹式呼吸法があります。

逆腹式呼吸は、すごく単純で、息を吐き出しながら体を緩めます。吸い込むときは何も意識しないで、息を吐き出しながら体を緩めます。

具体的な方法としては、息を吸うときにおなかをへこませ、息を吐くときにおなかをふくらませます。口と鼻の両方で吐いていいので、ゆっくりゆっくり息を吐きます。とにかく、息を吐くときに全身をありったけ緩めることが重要です。

この逆腹式呼吸を五分から一〇分やります。得意な人は二〇分ぐらいやってもいいですが、それだけだと飽きると思うので五分から一〇分でいいと思います。

これでリラクゼーションができます。逆腹式呼吸をやりながら自分で、自分の手とか足がグテッと力が緩むまでやります。

本当にリラックスしてくれれば、右手を左手で引っ張り上げればグテッとなるはず。引っ張り上げて、手を離したらドテンと落っこちます。自分の手足を自分で引っ張り上げてドテンと落っこちることを確認する。**それが本当の意味でのリラクゼーションです。**

これがステップ①のリラクゼーションです。

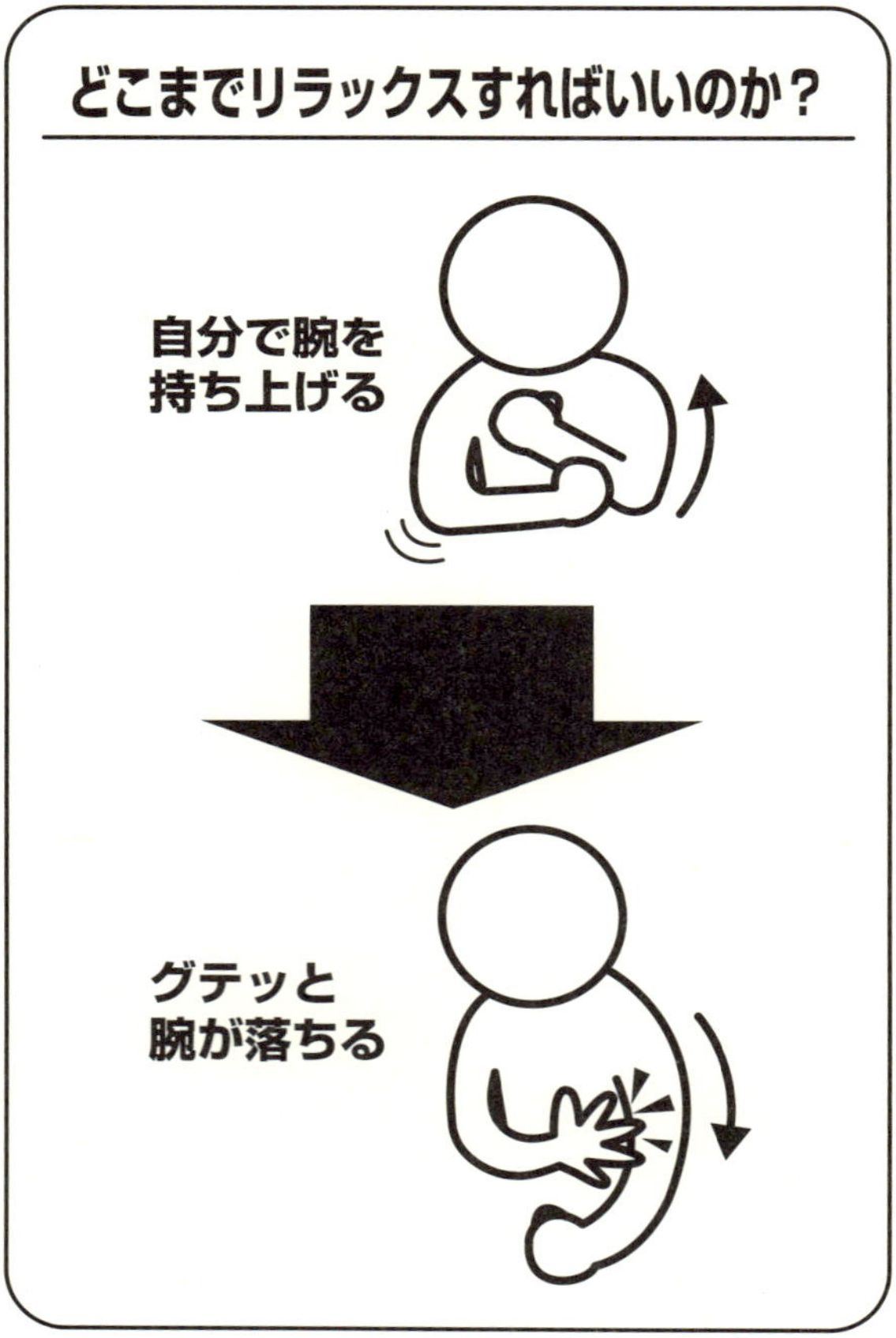

どこまでリラックスすればいいのか？
自分で腕を
持ち上げる
グテッと
腕が落ちる

コンセントレーション（集中）

ステップ②はコンセントレーション（集中）です。

ここで紹介するコンセントレーションの方法は、とりあえず何か一つのことだけに意識を集中させます。そうすると、その一つ以外は全部無意識状態になります。

意識が集中することができるのは、同時に一個しかありません。その一個をどれかに集中させちゃうと他のことに意識がいかなくなります。ということは残りは全部無意識状態になるという仕組みです。

実は、そのためにコンセントレーションをやります。

つまり、脳の全体を無意識状態にすることが目的なんです。

演技の訓練では、三つ、四つの事象にコンセントレーションを維持するようにします。みなさんはステージではなく、現実世界で成功すればいいので

コンセントレーション(集中)のやり方

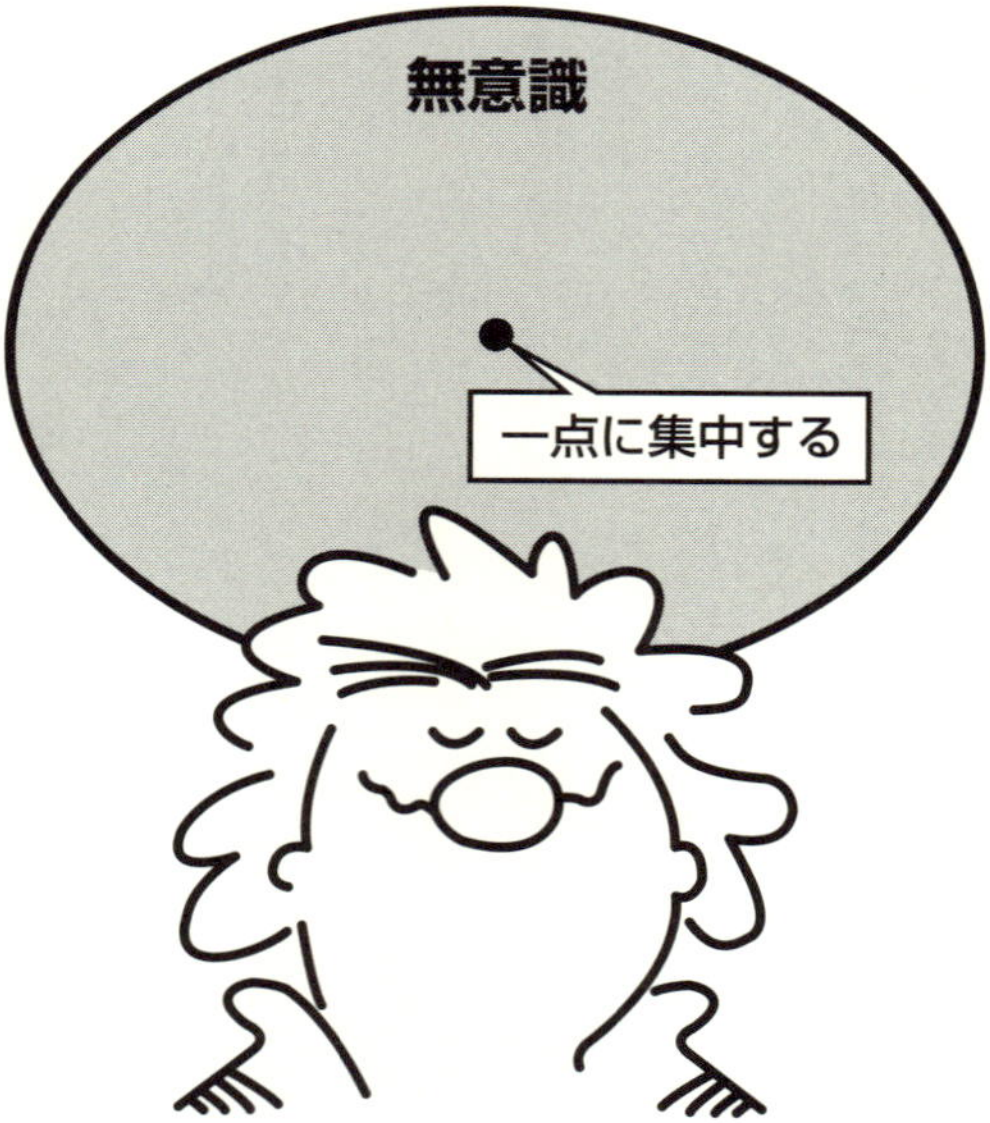

一点に集中すると、その一点以外がすべて無意識になる！

コンセントレーションは一つで大丈夫です。

超並列脳をつくる必要がある！

なぜ、脳を無意識状態にする必要があるのかというと、**無意識状態の脳がもっとも学習に適しているからです。**

脳が無意識状態になると、逐次処理している意識のボトルネックがはずれ、並列処理の超並列脳に変わります。

この超並列脳を現代人は使えていません。

私たちは、「逐次でモノを考える」という教育を受けているために、本来の脳が持っている超並列的な脳の使い方ができなくなってしまっているのです。

ですから、**まずつくり上げなければいけない脳の状態は、本来の脳の状態に戻すことです。**

実は、この超並列処理は、無意識はいつもやっているのです。**心臓の鼓動がドキンドキンとやっているおかげで呼吸するのを忘れている人はいません。歩いているおかげで心臓を動かすのを忘れている人もいない。だからみんな無意識の世界では同時にできているのです。**

しかし、意識の世界でやると、同時にやるのが下手なのです。

車の運転と同じで、教習所では最初にクラッチを踏んでとか、ローに入れてとかを意識的にやります。それがあるとき無意識化されるわけです。

それがいわゆる臨場感空間の第一歩になります。無意識で操作できるような空間を臨場感空間として、抽象度の高い世界にもっていく。

これが抽象度の高い世界を感じて操作するということです。

そして、それができるようになると、何が起こるのか？

そうすると、同時にたくさんのことができるようになる。

脳は実は、おそらく千数百億並列度ぐらいは軽くあるから、何百人の話でも同時に聞くことができるはずなのです。

ところが、意識化した瞬間に並列処理ができなくなってしまっているのです。

なぜ、現代人は超並列脳が使えなくなったのか？

超並列脳が学習に適しているにもかかわらず、なぜ現代人はできなくなってしまったのでしょうか？

それは、おそらくわざわざ人類が自らを逐次処理で訓練してきて進化しているからだと思います。その一つの例が三段論法です。「AならばB、BならばC」というのは逐次的な処理になりますから。

このように、現代の私たちがやっているのは全部逐次的な思考です。「それをやってからこれ、これをやってからあれ」という思考が正しいというふうに思いこまされてきたわけです。それが古典的な構造主義のものの考え方でしょう。

しかし、現代は古典的な構造主義の時代ではありません（大陸哲学でいうとデリダの時代に脱構築して現代は構造主義の時代はとっくに終わっています。米国分析哲学でいうと非単調論理や可能世界論理の時代にとっくに入っています。面白いことに、東洋哲学では、バラモンの修行の時代から何千年も伝わっている密教などの方法論は超並列思考の訓練になっています）。

全体と部分を同時につくってしまう。それはもう完全に超並列的な処理です。

そこで、超並列処理にするためには、どうしても我々は逐次的な思考のボトルネックを外さなければいけないわけです。

そして、そのボトルネックを外す簡単な方法が、何か一つのことだけに意識を集中させる方法なのです。

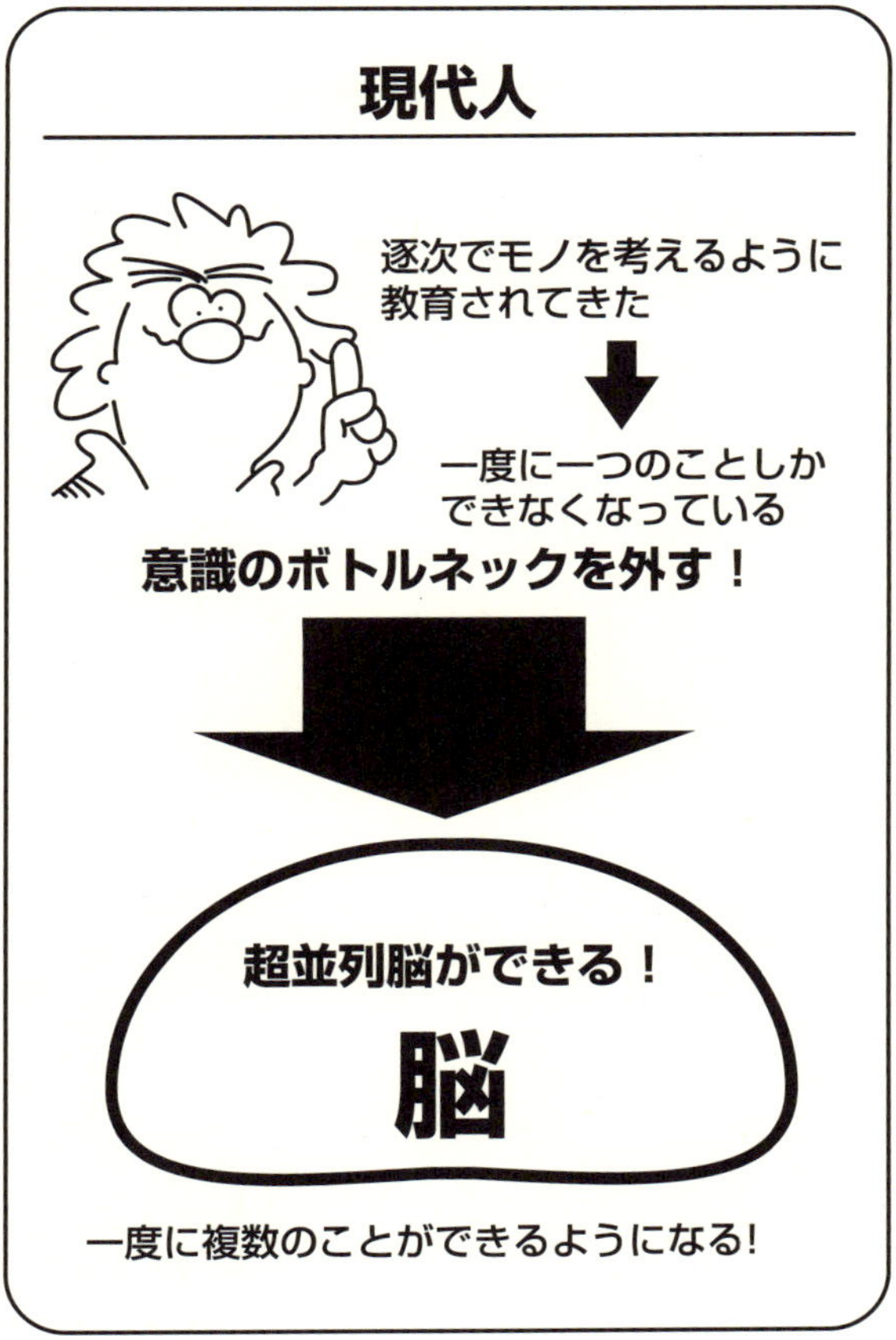
現代人
逐次でモノを考えるように
教育されてきた
一度に一つのことしか
できなくなっている
意識のボトルネックを外す！
超並列脳ができる！
脳
一度に複数のことができるようになる!

超並列脳のつくり方

何か一つのことだけに意識を集中させる方法は、古典的な臨床催眠における凝視法と同じです。

「ここにある赤い光の点を見てください」とか、

「壁のシミを一カ所じっと見ていてください」

というのと同じです。

私がお勧めするのは、リラックス状態をつくったあとに、自分で目をつぶって（目をつぶったまま）、おでこのどこか一カ所だけをじっと見る。その一カ所だけをずーっと凝視するだけでいい。目をつぶったまま眼球を上に向けるのです。**ラピッドアイロール**という方法です。

どうしても目をつぶって凝視できない人は、目を開けた状態でどこか一カ所をずっと見る。これは凝視法になります。ただし、目を開けてやると、目の前にある現実世界が邪魔になって、現実の物理空間の臨場感に引きずられやすくなります。

ですから、目をつぶって凝視できない人も、途中から目をつぶった状態で一カ所をずーっと見るようにしたほうがいいでしょう。

そうすると人間の脳は超並列的に動きだしてきます。

中には寝てしまう人もいます。寝るということは超並列的に思いっきり動くことを意味しますが、コントロールできなくなるのでなるべく寝ないように努力してください。

最後にこの章をまとめると、

・最初にリラクゼーション

・そして、超並列脳をつくるために一点に意識を集中させる

以上が基礎訓練のまず第一歩です。

どんな試験でも最速で合格する脳のつくり方

〜「記憶力アップ」＆「速読」トレーニング〜

この章では、**「記憶力アップ」と「速読」のトレーニング方法を紹介します。**

ただし、誤解していただきたくないのですが、本書でも述べているように「記憶力が優れていること」と「頭が良い」「IQが高い」というのは、まったく意味が違います。

記憶力が高まってもIQは高くなりません（IQを高めるためには次章で紹介するトレーニングを参考にしてください）。

実際、知識が頭の中になくても、グーグルなどで検索すればすぐに答えが出てきます。

とはいえ、現実問題として、「知識や情報を多く記憶すること」は日本社会で上手に生きていくためには必要でしょう。

それでは、「記憶力アップ」の方法について見ていきます。

人は間違いを記憶している！

人はどうやって記憶をしているかというと、「間違い」をインデックスとして記憶していることがわかっています。

正解や成功は記憶のインデックスになりづらいのです。

たとえば、家から会社まで、家から学校までの通勤通学を考えてみましょう。この場合、成功というのは、何の問題もなく着いた場合です。

そんなの覚えていないでしょう？

通勤通学のように毎日やっていることを、そんなの毎日いちいち覚えてたらさすがの脳もパンクします。

覚えているのは、「たまたま着かなかったとき」とか「電車が止まったとき」

などのように、うまく目的地にたどり着けなかった場合です。

つまり、失敗や間違いを記憶するようにできているのです。

脳には「知っていることは覚えない」というルールができているのです。

海馬が情報を選別している！

ある情報が脳に記憶されるとき、脳の「海馬」といわれる器官を経由するようになっています。

この「海馬」は、情報の選別を行う器官です。つまり、情報をふるいにかけているのです。

すべての情報を記憶していては脳がパンクしてしまう可能性が出てくるからです。ですから、**「すでに知っている情報」「どうでもいい情報」「必要と**

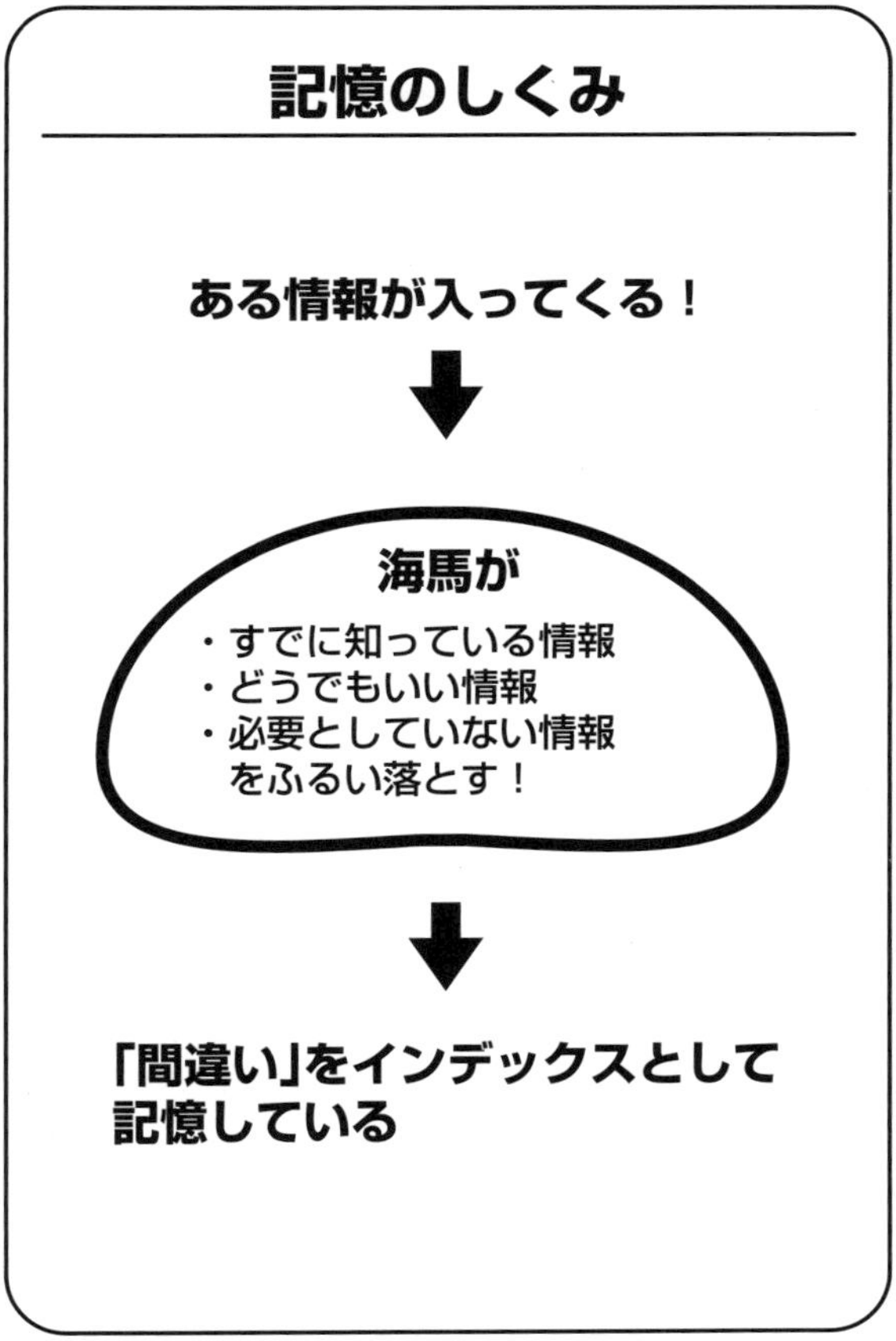
記憶のしくみ
ある情報が入ってくる！
海馬が
・すでに知っている情報
・どうでもいい情報
・必要としていない情報
をふるい落とす！
「間違い」をインデックスとして
記憶している

していない情報」をふるい落として記憶しないようにしているのです。

このときの海馬は、入ってきた情報をすでにある記憶といちいち照らし合わせて、知っている情報か否かを確認しているわけではありません。

似ている情報、少しでも見たことのある情報なら、知っている情報と判断してふるい落としてしまいます。

丸暗記はしてはいけない！

このように、脳における学習は「誤り」「間違い」「失敗」といったものをインデックスとして記憶しているわけです。

ということは、一番やってはいけないのが丸暗記です。

たとえば、長い文章を丸暗記したい人が、文章を何度も見て丸暗記しようとしてもだめです。一度見た情報は、海馬が「これは知っている情報」としてふるい落とします。海馬は、記憶しているかどうかを全部正確に照らし合わせているわけではないので、「どうもこれは知っているらしい」と思うと記憶しなくなってしまいます。

役者がセリフを覚える場合も、ただの丸暗記では何度読んでもなかなか覚えられないのはこのためです。

丸暗記という方法は、脳のメカニズムから考えるとうまくいかないようにできているのです。

少し話がそれますが、子供の記憶力が優れているのは、もっている情報量が少ないためにふるい落とされないからでもあるのです。

記憶力トレーニング①

あえて間違える！

では、脳のメカニズムを考えたとき、どのような記憶法がいいのでしょうか？

それは、「あえて間違えるようにする」というのが一つの方法です。

そうすれば、海馬は「これは知らない情報だ」と思い込むわけです。やり方としては、「次の予想をする」という記憶法です。

たとえば、役者がセリフを覚える場合を考えます。

「明日、また来てくださいよ」というセリフがあったとします（このくらいはすぐに覚えられますが、参考例としてみてください）。

まず、最初の単語を思い浮かべます。ここですんなり「明日」と出てくれば、それは覚えていることになります。もし、記憶がはっきりしないときは、すぐに台本を見直すのではなく、とにかく何かを思い浮かべるようにするのです。

「『こんにちは』だったかな」とか「『あとで』だったかな」とか何でもかまいません。そして、それから台本を見直します。すると、「ああ、『こんにちは』ではなくて、『明日』だったんだ」と間違いがわかって記憶にとどまるのです。

これを順にやっていけばいいのです。

「『明日』の次はなんだったっけなあ。『また』だったかなあ」というように、順にやっていくのです。

つまり、次を予想するようにするのです。覚えていれば当たりますし、間違えば記憶にとどまります。

脳は、うろ覚えの段階でいくら頑張って丸暗記してもダメなのです。海馬がブロックしてしまうからです。

過去問題集はやるな！

とくに、この方法は学校や仕事の試験には最適です。

しかし、受験や資格試験の勉強というと、過去問題集をやるという人が多いのが現状です。

もちろん、**過去問題集のつくりは脳のメカニズムを考慮してつくられていません。**「次を予想する」という記憶法が使いづらい。

おそらく過去問題集は、ある程度ランダムにつくられているはずです。

記憶は連続性を持っているので、一つのことを覚えると次が覚えられるわけです。ですから、過去問題集のようにランダムに問題が載っているようなものは、あまりお勧めしません。

それよりも、「次を予想する」という方法を使って、教科書を一冊暗記するほうがいい。それで十分なはずです。教科書は順序にかなり気をつかって書かれています。もちろん、さらに次章で紹介するトレーニングでＩＱを上げれば万全です。

記憶力トレーニング②
アンカーとトリガー

記憶力をアップさせるもう一つの方法を紹介します。

これは、まず「記憶をしやすい意識状態をつくる」という方法です。そうすると、教科書でも参考書でも、いきなり写真を撮ったかのようなイメージで記憶できてしまいます。

では、どうやって「記憶をしやすい意識状態」をつくるか？

実は、誰でも自分なりに記憶をしやすい意識状態というのがあります。たとえば、蛍光ペンを使う人とか、真ん中で折り曲げる人とか、いろんな人がいますが、彼らはそのやり方でしか記憶できないようになっています。

これは、アンカーとトリガーの関係と呼んでいるもので、脳の中で、

「蛍光ペンを使う」（トリガー）
↓
「記憶しやすい状態になる」（アンカー）

というふうになっているのです。「アンカー」は脳が記憶している何らかの意識状態で、「トリガー」はそれを引き出す記号などの情報です。

ですから、このような「アンカー」「トリガー」を強制的につくって、記憶しなければならないときに、「記憶しやすい状態」を引っ張り出せるよう

「アンカー」と「トリガー」のつくり方

①前章で紹介した「リラクゼーション」「コンセントレーション」をやって超並列脳状態をつくる

②超並列脳状態と「ある情報」を結びつける！

例
・鉛筆を握る
・腕時計を見る
など

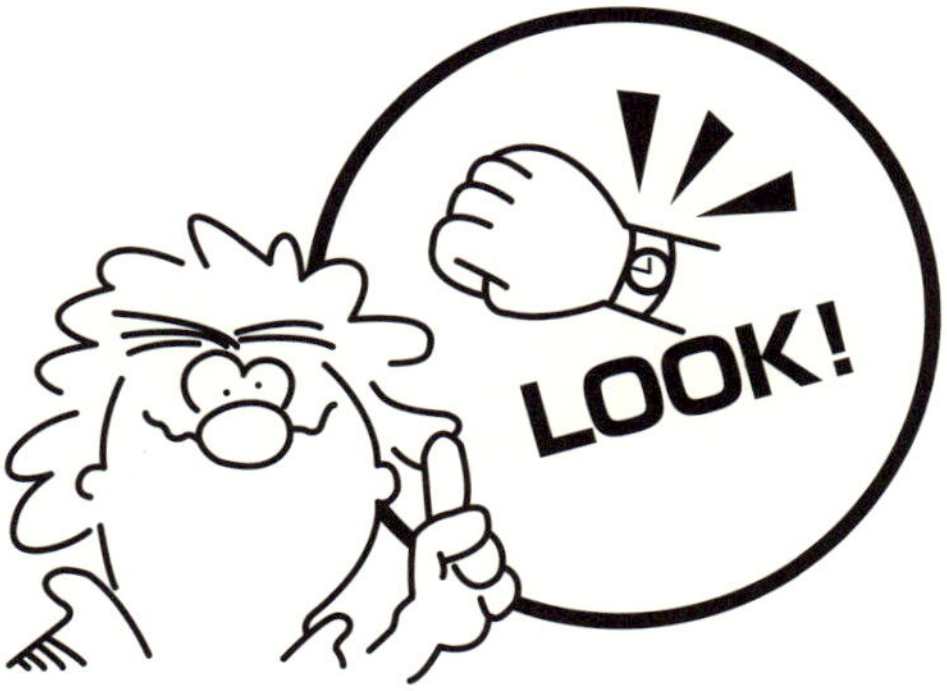

にしてしまいます。

「アンカー」「トリガー」のつくり方は簡単です。基本的に記憶しやすい状態というのは、リラックスしている状態です。ですから、前章でやった「リラクゼーション」「コンセントレーション」をやって超並列脳をつくります。

そして、その状態に対して自分なりのトリガーをつくるのです。たとえば、鉛筆を握ったら、超並列脳になるという感じです。超並列脳状態のときに鉛筆を握るようにしていれば、それが「アンカー」「トリガー」になるのです。

これは、かつて**冷戦時代にソ連のスパイ養成で使われていた技術**です。

記憶力アップに関しては、この二つのやり方をお勧めします。

・「次を予想する」方法
・「アンカー」「トリガー」をつくって記憶しやすい意識状態をつくる方法

この二つは、意外とやられていない方法ですが、とても有効です。

情報処理のスピードを上げる方法

次に速読の方法を紹介します。

インターネットをはじめ、あらゆるメディアが発達していく中で、とてつもない情報の量が世の中にはあふれています。

いわゆる「できる人」というのは、これらの情報処理のスピードも速い。

そこで、情報処理のスピードを高める技術として「速読」が有効なので、その方法を紹介します。

速読の方法は、記憶力アップのところでお話しした「次を予想する」方法ではなく、「記憶しやすい意識状態」をつくる方法と似た方法で行います。

つまり、「速読しやすい状態」をつくって、視覚情報で入った瞬間に全部まとめて情報として手に入れる方法です。

もちろん、ここでいう「速読しやすい状態」というのも超並列脳の状態です。

そして、写真を撮るように、そのページ全体を読み取ってしまうのです。

慣れてくると、本の見開き二ページを同時に見て、ページをめくっていくだけで、まるでページを写真に撮るように脳の中に入っていきます。私なんかは、二冊同時に見たりもしています。

とにかく、最初から最後まで一文字一文字読むという従来の方法をやめましょう。

もちろん、写真を撮るように本を読んでいく方法は、一文字一文字ゆっくり読んでいく方法と違って、入ってくる情報量はそんなに正確ではありません。

もしかすると書いてある文章のうちの半分もちゃんと読めていないかもしれません。しかし、それで十分です。

たとえば、どんなにゆっくり正確に読んでも、二～三週間もたてば本の内容を正確に覚えている人はいません。本の内容のエッセンスぐらいしか覚えていません。読み終えて二〜三週間ぐらいで大半は忘れてしまいます。

二〜三週間後にエッセンスを覚えている程度なら、先ほど紹介した速読の方法で速く読んでしまったほうが、たくさんの本を読めることになります。

また、本の全体を一気に読むほうが、抽象化された認識（ゲシュタルト）を生成しやすく、**理解を深めやすい**というメリットもあります。

速読トレーニング「メニュー訓練法」

では、具体的なトレーニング方法の一例として、よく教えている「メニュー訓練法」を紹介します。

このトレーニング方法は簡単です。

たとえば、レストランのメニューを全部見て、一瞬で注文するものを決めます。とにかく、レストランに入ったら、メニューを開いた瞬間に注文しないといけない。

この練習を続けると、メニューをぱっと開いただけで、脳が超並列的に働いて、メニュー全体を見ることができるようになります。

普通、人は文字情報を見るときに「一文字一文字を読まなければいけない」と訓練されてしまっています。

しかし、**情報量が膨大な現代社会においては、脳を超並列状態にしたうえで、できるだけ大量の情報を同時に見るようにします。同時に受け、同時にすべての情報を受け入れるという訓練を自分でするようにします。**

その一番簡単な方法がメニュー訓練なのです。

メニュー訓練にも慣れてきたら、次に新聞や雑誌でできるだけ広範囲を一瞬で読み取る練習をします。それにも慣れてきたら、本を二冊くらい同時に読む訓練をしてもいいでしょう。

メニュー訓練法

①レストランに入ったら、メニューを一瞬だけひらいて全体を見る

②すぐに注文する

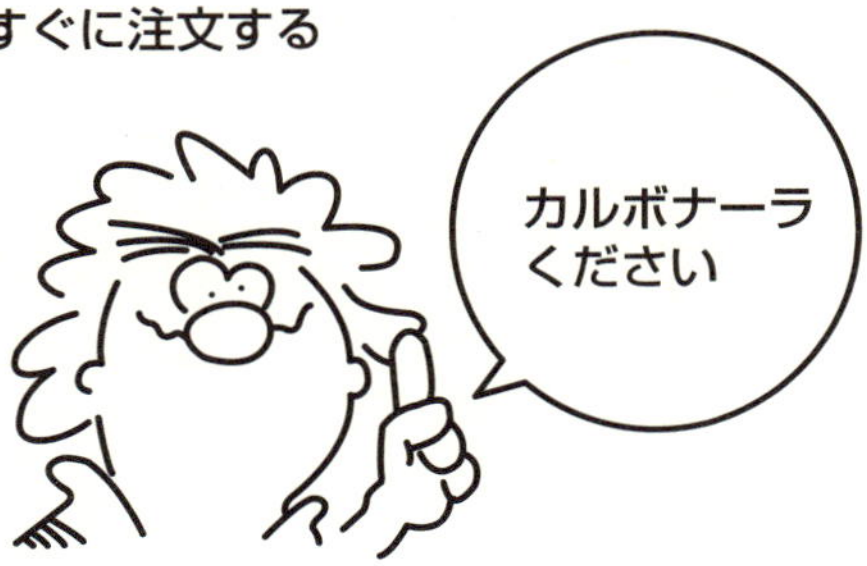

図書館を丸暗記する方法

実は、私は速読をクラスでは教えていません。

その理由は簡単で、**どんなに速読を頑張っても世の中のすべての本は読めないからです。**

私がよく利用していたアメリカで三番目に大きいといわれるイェール大学の図書館は、当時で蔵書六〇〇万冊ありました。

ということは、このすべての本を一冊一分で読めて一日一〇時間読むとしても、全部読むまでに三〇年くらいかかります。イェール図書館の本を全部読んでも日本の知識はほとんど入りません。世界の知識のほんの一部しか学べません。

しかも、毎日、新しい本がどんどん出版されていくわけですから、読み終わることはないでしょう。

つまり、私が言いたいのは**「どんなに速読を勉強しても世の中のほんの一部の知識すら手に入れることはできない」**ということ。

だから、**IQの上がった「新しい脳」をつくったほうが速い**ということです。

第一章で述べたように、抽象度を上げたIQの高い「新しい脳」をつくれば、「知らないことが、あたかも知っていたかのように認識できる」ようになるからです。

つまり、「新しい脳」をつくった瞬間に、「本を読まなくても読んだのと同じ効果」があるのです。言い方をかえれば、「図書館を丸暗記した以上の効果」があるのです。

ですから、私は速読をマスターするよりも、IQの高い「新しい脳」をつくったほうがはるかに望ましいと考えているのです。

もちろん、仕事や勉強で本を読む必要もありますから、そのときは前述した速読法を使ってみてください。

いよいよ次章で、「新しい脳」のつくり方のトレーニング方法を公開します。

ダ・ヴィンチ・プログラム体験談

「どうして頭の中だけで記憶しておけないのだろう?」

脳内には、勉強でも仕事でも今までやってきたことがインプットされているはずなのに、記憶の奥底に眠ってしまい、なかなか思い出せずにいました。

もっと記憶力が向上すれば、短期間であらゆる学習が習得できるのになあと思っていました。

そんな時、苫米地先生のダ・ヴィンチ・プログラムに運よく参加させていただいたのです。このプログラムを通じて、記憶力を向上させ、さらに自分の可能性を広げることができないだろうか。期待感を膨らませながら参加することにしました。

手帳が必要なくなる!

講義では、どうすれば記憶力、IQが向上するのかが理解できたのはもちろんのこと、訓練を通じて、自分の脳内に劇的な変化が起きていることに驚きを隠せませんでした。

脳内に臨場感を引き出し、抽象度を上げ、ボトルネックを外す超並列的な天才脳をつくる訓練をやるわけですが、私の頭の中の前頭前野から光がプワーとシャワーのようにどんどんわき出てくるのです。軽い興奮のもと、トランス状態に陥りました。ここまで目からウロコが落ちたのははじめてです。

正直、手帳に書く必要がなくなるようにも思えました。頭の中だけでまとまってしまうんですね。こんなに自分の脳を無駄にしていたのかと思うほど、脳がみるみる活性化されるのを感じました。脳内が三次元にも四次元にも映像化され、これまでの過去・現在・未来がすべて一本でつながり、それが何本も連なって脳内にネットワークができあがっている感覚です。まだまだ不慣れですが、このトレーニングを通じて〝ダ・ヴィンチ脳〟を体感できたことは本当に価値がありました。

頭の回転が速くなるのはもちろん、どんどん話がわいてきて、アイデア・発想がどんどん生まれ、止まらない状態で、ほんとに興奮しますよ。

●英語脳サブプログラム

英語脳サブプログラムの効果も試すべく、帰宅後、すぐさま海外ドラマを見ましたが、試すというよりも、講義時のあの感動をもう一度味わいたかったのです。

家に着くと電気をつけるのも忘れ、すぐに海外ドラマのDVDをセットしていました。すると、「あれ?なにかがいつもと違っている」気がしました。語彙力が乏しい私でも、字幕なしで何となくですが理解できたのです。思わず一人でこのすごさに興奮しちゃっていました。日本語と同じように耳にすうっと英語が入ってくるんですね。

●受験のときに知りたかった！

それからというもの、通勤中はipodで英語を聞き、家では字幕なしで海外ドラマを見る始末です。どんどん耳に入ってくるので、楽しくてしょうがないのです。本当に英語脳ってあるんだなと実感しました。

このように天才たちが抽象度が高いことからIQも高く、あらゆることをマスターできたのかと機能脳科学的な観点からも理解でき、貴重な体験でした。

受験生のころに、このノウハウを知っておきたかったです。

今回の講義を通じて、あらゆる知識の習得、人生の目標に向けて応用していきたいと思います。このような新しい世界に出会えたことに本当に感謝しております。

一年後、本気でやれば〝ネイティブ〟になれそうで楽しみです。（F会社員）

最速で目標達成する「新しい脳」のつくり方

～あらゆる問題解決、目標達成を可能にする
ＩＱアップ・トレーニング～

まだまだ満足してもらっては困ります！

ここまで本書では、新しい学習法を紹介してきました。

第四章では、「リラクゼーション」「コンセントレーション」を紹介し、学習にもっとも適した「超並列脳」状態をつくる方法を紹介しました。「超並列脳」状態で学習することが、本書で紹介しているすべての学習法の基本ステップになります。

もちろん、「超並列脳」状態をつくったうえで、読者のみなさんが今まで行ってきたやり方で学習するだけでも、今まで以上の成果が出ることは間違いないでしょう。

また、第五章では、「記憶力アップ」「速読」のトレーニング方法を紹介しました。加速学習といったテーマに興味のある読者の方なら、ぜひ使ってみてほしい方法です。**今まで以上に、短時間であらゆることができるようになるはずです。**

しかし、まだまだ満足しないでください。

本書を書いた最終目的である「新しい脳」をつくるトレーニングを紹介するのはこれからです。

では、具体的なトレーニング方法に入る前に、「新しい脳」をつくると何ができるようになるかをまとめておきます。

「新しい脳」で何ができるようになるのか？①
圧倒的な問題解決能力が手に入る！

問題解決能力とは、「複数の事象を見たときに、そのすべての事象を包括する共通の問題空間の操作ができる能力」のことをいいます。

たとえば、ある会社があるビジネスをやるために、ある技術に投資をしようと考えたとします。このとき、自社の開発部隊に一億円を投資してつくらせるか、似たような技術を持っている他社から一億円でライセンスを買うかという選択を迫られるとします。

このような二者択一のような場面では、普通はそれぞれのケースについて深い解釈を試みるはずです。両方について、メリットやデメリットを考えていくということをして、解釈を重ねて、比較していくことができます。

さらに、抽象度を上げると、そもそもなぜこの技術が必要なのかという根本に立ち返ってみることができます。そうすると、今まで二者択一で悩んでいたけれど、もっといい別の選択肢が浮かんでくるかもしれません。

このように提示された情報よりもたくさんの情報を見ることができるようになるのが、抽象度を上げることであり、問題解決能力を上げることであり、IQを上げることなのです。

そして、本章で紹介するトレーニングを行えば、常に抽象度の高い思考ができるような「新しい脳」をつくることができます。

もちろん、問題解決という面では、「受験」や「資格試験」における問題もらくらく解けるようになります。

「新しい脳」で何ができるようになるのか？②
「英語脳」が速くつくれる！

少し重複してしまうかもしれませんが、第二章、第三章で紹介した「英語脳」を速くつくるには「新しい脳」をつくる必要があります。

「英語脳」をただ単につくりたければ、「日本語脳の活性化を抑えながら英語のドラマなどを見て、次の単語を予想するトレーニングをする」だけでいいんですが、この方法だと七～八年かかってしまうことはすでに述べたとおりです。子供が言語をマスターする期間と同じくらいの時間がかかってしまうということです。

しかし、「新しい脳」をつくれば、「日本語」と「英語」という次元よりも一つ高い「言語」の次元で英語を学ぶので、大人としての知識を利用して圧倒的な速さでマスターすることができるようになります。

脳における認知活動の抽象空間の活性化を残したまま、つまり、大人としての知識をもったまま日本語脳の活性化を抑えて英語を学ぶので、急速にマスターすることができるわけです。

これも、本章で紹介するトレーニングを行って、常に抽象度の高い思考ができるような「新しい脳」をつくることが必要になってきます。

「新しい脳」で何ができるようになるのか？③
どんなスポーツでも上達が速くなる！

さらに、「新しい脳」をつくることができれば、どんなスポーツでもすぐにプロ級の腕前になることができます。

信じてもらえないかもしれませんが事実です。脳や身体のメカニズムを考えれば可能なのです。

スポーツなどの運動能力を高めるためには、イメージトレーニングを徹底する必要があります。それも、本章で紹介するトレーニングを行い「新しい脳」をつくった上でイメージトレーニングをします。

ゴルフであれ野球であれ、あるスポーツをプロ級にまで上達させるには、第四章で行った「リラクゼーション」を徹底して、**普段の生活で覚えてしまった筋肉の動きを完全にリセットします。**

その上で、「新しい脳」をつくり、ゴルフならタイガー・ウッズ、野球ならイチローのビデオを英語脳をつくるのと同じように毎日五時間以上、できれば一二時間は見て、理想的な身体の動きを頭の中でシミュレートする。

イメージトレーニングのいいところは、自分の体がタイガー・ウッズじゃなくても、イメージだとタイガー・ウッズになれてしまう。

しかも、「タイガー・ウッズ」と「自分」という次元の一つ上である「ゴルフをする人」という次元にまで抽象度を上げてしまうことで、タイガー・ウッズのイメージを自分の身体のイメージに伝えることが可能となるのです。

そうするとその動きが最適化されて、自分の神経ネットワークが勝手に動き出し、タイガー・ウッズのイメージで身体を動かすことができるようになるわけです。

ですから、まずはイメージの世界だけで完ぺきに再現できるようになってから、そこで初めて自分の身体でやるようにします。

「新しい脳」のつくり方トレーニング

このように、「新しい脳」をつくることで、**「今まで何年もかかってやってきたこと」「いくらやってもできなかったこと」**ができるようになります。

今までと違った脳の使い方をするわけですから、これは当然のことです。

それでは、具体的なトレーニング方法に入ります。

トレーニングは、次の三つのステップで行います。

ステップ①リラックス状態を簡単につくるトレーニング
ステップ②抽象度を上げるトレーニング
ステップ③共感覚をつくるトレーニング

実は、ここで紹介するトレーニング以外にも、数多くのトレーニングがあります。もちろん、私が指導するクラスではあらゆるトレーニングを教えますが、なかなか文字だけでは伝えきれないものも多いのです（せめて、音声や動画があれば、いろいろなトレーニングを紹介できますが）。

そこで、本書では、一番わかりやすいトレーニングを紹介します。

「新しい脳」のつくり方トレーニング　ステップ①
リラックス状態を簡単につくるトレーニング

本書で再三書いているように、まずはリラックス状態をつくる必要があります。第四章で紹介した方法でもかまいませんが、ここでは簡単にリラックス状態がつくれる方法を紹介します。

これは、第五章でも紹介した「アンカー」と「トリガー」を使うものです。

まずは、あなたが最高にリラックスできる状態をつくります。**たとえば、**

お金を使って高級スパに行ったりしてもいいでしょう。もしくは、高級温泉旅館に行って温泉に入ってもいいかもしれません。

つまり、自分で最高にリラックスできる状態を「アンカー」にします。

次に、「トリガー」となるものに、そのリラックス状態を結びつけます。たとえば、この本の表紙を「トリガー」にすることを考えると、リラックス状態のときにこの本の表紙を眺めるようにする。

これを徹底的にやっていくと、この本の表紙を見た瞬間にリラックス状態になることができるようになります。

本書の帯のところに、「トリガー」になるようなマークをつけておきますので、それを財布の中に持ち歩いてもいいかもしれません。そのマークを使う場合は、リラックス状態になったときに、そのマークを見るようにします。そうすれば、そのマークが「トリガー」になり、リラックス状態（アンカー）をすぐに呼び出せるようになります。

リラックス状態を簡単につくるトレーニング

①リラックス状態をつくる（アンカー）

例 高級スパや温泉に行くなどしてリラックスする

②本書のオビについている「 目 」マークをトリガーにする

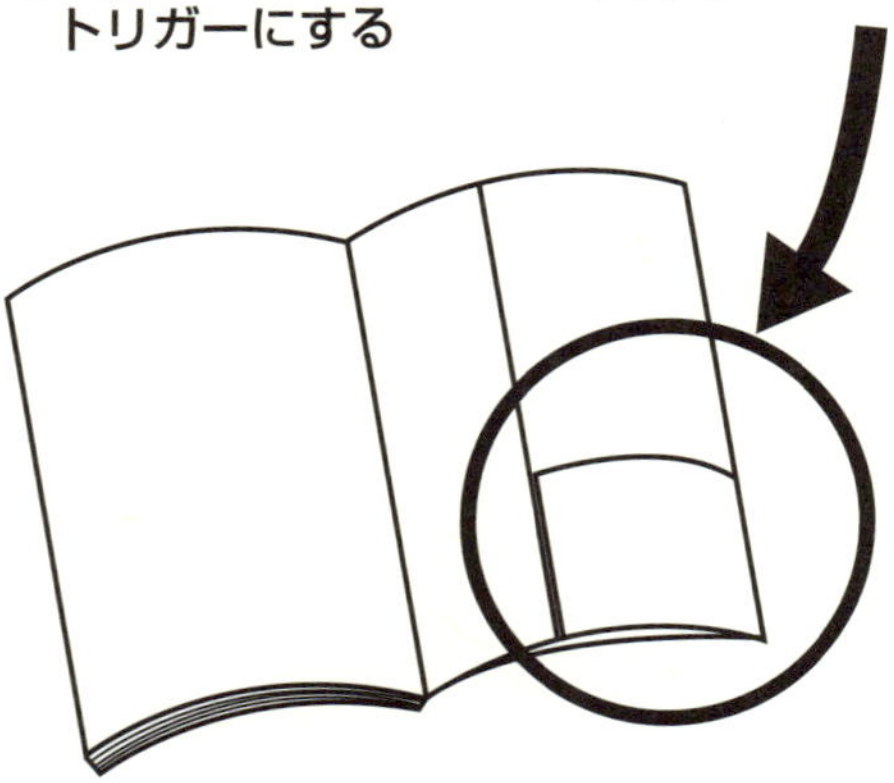

「新しい脳」のつくり方トレーニング　ステップ②
抽象度を上げるトレーニング

今度は現実世界を見たときに、一つ抽象度の高い存在としてとらえる訓練をします。

たとえば、ミネラルウオーターのボルビックを見たときに、「ミネラルウォーターの概念は水」とか、「さらに仲間はコントレックス」とか、「ボルビックの味は」とか、いろいろ物理世界で見えるものについて解釈を重ねていきます。説明していくということでもかまいません。

そうすることによって、目で見たボルビックの抽象度が上がるわけです。

同じように、目の前にパソコンがあるとしたら、「ソニー製で」とか、「ソニーはこういう会社で」とかいうように、解釈や説明を深めていき抽象度を上げていきます。

このトレーニングを、目の前にあるものすべてでします。そして、目を一

抽象度を上げるトレーニング

①目の前にあるものすべてに説明や解釈を重ねる

例 パソコンを見る

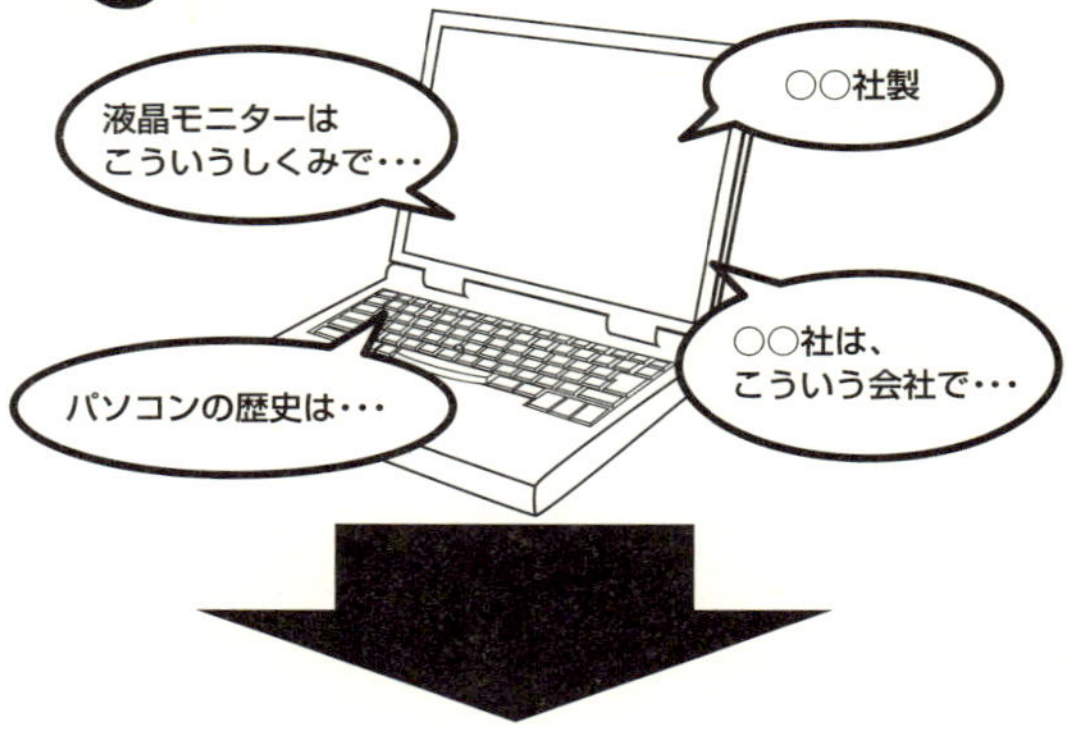
液晶モニターは
こういうしくみで・・・
○○社製
○○社は、
こういう会社で・・・
パソコンの歴史は・・・

②一度目をつぶって、目を開けた瞬間に先ほどの説明や解釈すべてが目に飛び込んでくるようになる

③　①、②を繰り返すと、いつの間にか抽象度の高い思考が身につく

度つぶって、パッと目を開けた瞬間に、さきほど解釈を重ねたものすべてが目に飛び込んでくるようになるまで繰り返します。

そこまでいくまでに、何度も目をつぶったり開けたりしながら、トレーニングを続けます。何度もやっていくと、自然と目の前の物理世界の抽象度が一つ上がるような思考が身につくようになります。最初はなかなか実感できないかもしれませんが、トレーニングを続けていくと効果が出てきます。

「新しい脳」のつくり方トレーニング　ステップ③
共感覚をつくるトレーニング

「新しい脳」とは、ＩＱの高い思考のできる脳のことです。

第一章でも述べましたが、ＩＱが高い状態というのは、

「いかに触れられない世界を自分の体で触っているかのように感じられ、操

作できるか」

なのです。単に高い抽象度の世界を理解できるというレベルではありません。その世界をまるで今、目の前にある世界のように手で触れ、舌で味わい、体で感じ、操作できるのがＩＱです。

ですから、ステップ③は、ステップ②でつくった抽象度の高い世界を「手で触れ」「舌で味わい」「体で感じる」ことができるようにするトレーニングです。

たとえば、先ほどの例でボルビックであれば、ボルビックを見た瞬間に味やにおいも感じられるくらいにならないといけません。

そこで、「共感覚」をつくるトレーニングをします。共感覚とは、**「ある感覚を別の感覚に置き換えてみる」**ことです。たとえば、ある音を聞いたときに「この音は赤だ」といった感じです。

世の中には、一万人に一人くらいの割合で生得的な共感覚者もいますが、

共感覚を作るトレーニング

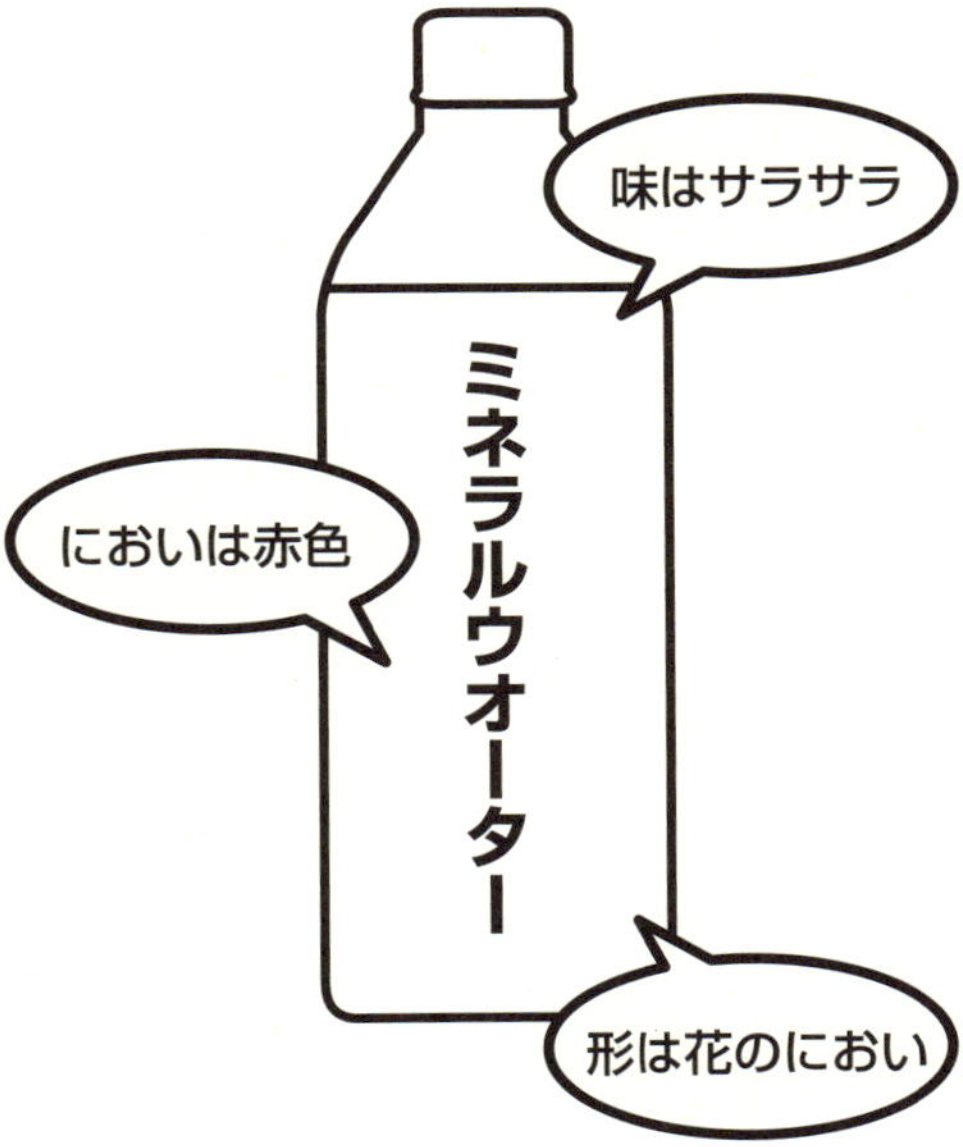

それぞれ別の五感でマッピングする

ここでは人工的に共感覚を身につけるトレーニングを紹介します。

トレーニングはいたってシンプルです。目に見えているものを、五感（視・聴・臭・味・触）にマッピングします。ボルビックであれば、味はざらざら、形はこんなにおい、というように別の感覚にマッピングしていきます。

そういうトレーニングを続けていくと、抽象化された世界を自分の身体で触っているかのように感じることができるようになります。五感にマッピングするわけですから当然です。

ですから、共感覚トレーニングをすることで、抽象化された世界の臨場感を感じられるようになるのです。

つまり、

「いかに触れられない世界を自分の体で触っているかのように感じ、操作できるか」

という状態にまで持っていくことができるのです。

「新しい脳」を手に入れたとき…

以上のトレーニングは、実は、ほんの一部でしかありません。本というメディアの性質上、誰でもすぐにできるトレーニング方法を紹介しました。

しかし、本章で紹介したトレーニングを続けていれば、必ずＩＱの高い「新しい脳」に生まれ変わることができるはずです。

そうすれば、**あらゆる学習やスキルが今までの何十倍ものスピードで習得できるようになるはずです。**

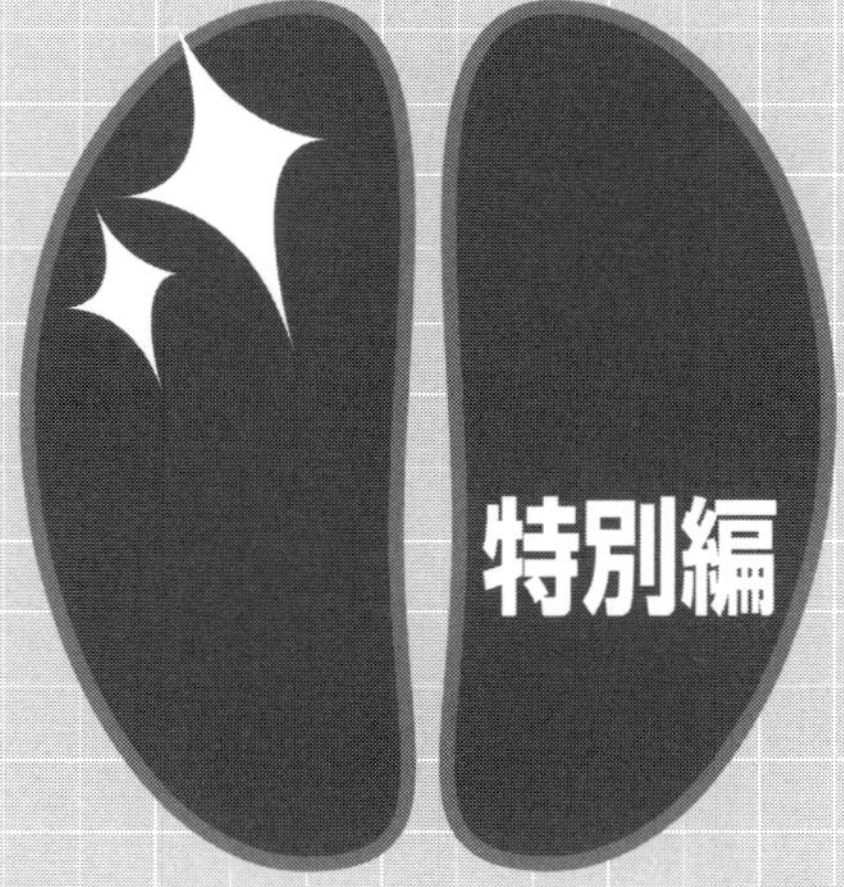

夢をかなえる「新しい脳」のつくり方

〜上級トレーニング
「パラレルタイムライン・ダ・ヴィンチ・ワーク」〜

本書の最後に統合トレーニング**「パラレルタイムライン・ダ・ヴィンチ・ワーク」**を紹介します。少し難しいと感じるかもしれませんが、リラックスして読み進めてください（もちろん、前章までのトレーニングで十分な効果はあります）。

これは、極めて効果的な最終的な統合トレーニングです。**英語脳をつくるときも、IQを上げる時も、単純に現在の問題をより高次な視点から解決したいときも使える方法です。**また、これまでのトレーニングになかった抽象空間を操作するためのIQ向上プログラムの仕上げでもあります。

これを、毎日続けるとIQは確実にアップしますし、英語脳の構築も加速化されます。

少し難しく感じる方もいると思いますが、リラックスして読み進めてください。もちろん、前章までのトレーニングでもかなり効果があるので、難しいと感じたら読まなくてもかまいません（すぐに「おわりに」を読んでもいいです）。

ステップ0
今までのトレーニングをやる

まずは、本書の方法で①徹底的にリラックスして、②抽象度の高い意識状態をつくり、③共感覚状態を実現してください。

ステップ1
タイムラインをつくる！

タイムラインと呼ばれるものをつくります。**ミルトン・エリクソン派の心理療法で使われてきている方法**です。

まず、今日あった出来事を何でもいいので一つ思い浮かべてください。できれば、体感が伴う出来事がいいです。

たとえば、朝ご飯の味とかです。その記憶が自分の鼻の頭を中心として、自分の周囲の三次元空間のどのあたりから出てきたかを確認してください。私たちは記憶を思い出すとき、なぜか三次元的な一点から引っ張り出すような感じで想起するのです。

次に出来事は何でもいいので、三日から一週間ぐらいの間の出来事で体感を伴う出来事を思い出してください。せっかくだから、できるだけ、楽しく、気持ちのよい出来事がいいでしょう。この記憶が出てきた場所も自分の鼻の頭を中心にどのあたりから出てきたかを覚えておいてください。

次に三カ月から半年ぐらい前の出来事についても同様にします。続けて、一年前の出来事、三年から五年程度前の出来事、一〇年ぐらい前の出来事とやってみてください。

さらに、八歳から一二歳ぐらいの頃の出来事で、特に楽しかった、うれしかった出来事も同様に思い出してください。一〇年ぐらい前がそのくらいの年齢の方は、先の一〇年前の出来事の記憶で結構です。できれば、できるだけ体感が伴う、うれしい、楽しい、気持ちいい記憶をそれぞれ思い出してください。

最後に三歳から五歳ぐらいの頃の出来事で特に楽しかった、うれしかった出来事を同様に思い出してください。三次元空間のどのあたりから出てきたかをしっかりと覚えておいてください。

ステップ2 未来を感じる!

次に、同様に未来に対しても、三日から一週間後、三カ月から半年後、一年後、三年から五年後、一〇年後、そして、自分が臨場感を感じられるできるだけ先の時間に対しても同様にしてください。

未来の出来事に対しては、こうなりたいという自分の姿をできるだけ臨場感をもって感じてください。

たとえば、英語脳を練習している人なら、外交官になって海外で活躍している場面とか、IQ向上練習なら、ノーベル賞をとってスピーチをしている場面とか、できるだけ具体的に体感を伴ってイメージしてください。

これらのイメージ、体感を想起しながら、それらのイメージが自分の鼻の頭を中心として、三次元空間のどのあたりから出てきたかをしっかりと覚えておいてください。

ステップ3
過去と未来を結ぶ（その1）

ステップ1とステップ2で確認したそれぞれの記憶の場所を線で結んでく

ださい。過去から未来にかけて結びます。

一番過去の記憶はさらに過去の方向にそのまま伸ばしておきます。一番未来のイメージから先もそのまま未来に線を伸ばしてください。**多くの場合、この過去から未来につながる線はぐにゃぐにゃに曲がっています。この線をタイムラインと呼びます。**

それぞれの記憶の場所は、光の玉のような視覚的に認識しやすいイメージで覚えておいてください。そしてその光の玉をのぞくと実際にイメージが体感を伴って想起されるようにしてください。

ステップ4
過去と未来を結ぶ（その2）

ここで深呼吸をしながらもう一度リラックスを深めてください。そして今一度、過去と未来をつなぐぐにゃぐにゃと曲がったタイムライン上の各位置の記憶内容をしっかりと確認してください。

次に、このタイムラインを、現在を鼻の頭の位置にして、右が未来、左が過去になるように、ピンと引き伸ばしてください。グッと曲がった鉄の棒を引き伸ばすような感覚です。よくリラックスして行ってください。

この作業をすると急に楽しくなって笑い出す人や、ちょっとクラクラする人がいますが、リラックスして行えば大丈夫です。心には非常に良い作業です。クラクラするぐらいが丁度良いのです。実は、この作業だけで、心理療法の方法論として使われているぐらいなのです。

左から右に無限に続くタイムラインをピンと伸ばしてください。まっすぐ、タイムラインがピンと伸びるまで何度もやってみてください。

これに成功したら、次のステップの作業の準備として、この左から右に続くタイムラインを、今度は、鼻の頭を中心にして、体の前を未来方向、後ろを過去方向に九〇度回転させておいてください。

心理療法などで使うタイムラインでは、未来に働きかけやすいように右利きの人には右側に未来をおきますが、本書では抽象化訓練として使いますので、右利き、左利きに関係なく、未来を前方にしておきます（**NLPなどでタイムラインを使うときも、未来を前方として教えることが多いようですので、そういったクラスでタイムラインを学んだ方にも違和感のないようにする意味もあります**）。

ステップ5
リニアモーターカー

自分の身体がふわふわと浮いて、タイムラインの上を自由に行ったり来たりできる感覚をイメージしてください。**タイムラインは未来と過去をつなぐリニアモーターカーのレールのような感じです。**

皆さんの体は超伝導磁石で浮揚するリニアモーターカーです。このタイムラインを未来に進んでみてください。そして適当なところで、たとえば、三年後とか五年後のところで、将来、こうなったらうれしいという自分のイメージをしっかりと体感を伴ってつくってください。

マザーズ市場に会社を上場させてテレビのインタビューを受けている時など、具体的なイメージがいいです。その時、飲んでいるミネラルウオーターの味などを身体感覚を伴ってしっかりとイメージしてください。

さらに、それらの感覚を、共感覚を利用して味を色に変えたり、においを音に変えたり、いろいろマッピングしてみてください。それによって臨場感をどんどん強めていってください。

その上で、できればフォレスト出版の前著『脳と心の洗い方』で紹介したプライミング訓練「気持ちいい体験を強化する」で解説した方法で生成し強化した「一番気持ちいい体験」の体感をこの出来事にしっかりと張り付けてください。アンカーとトリガーの結びつけです。

ステップ6
現在や過去の自分から解放する！

次にタイムラインをもう一本引きます。現在の鼻の頭の右側に、現在のタイムラインと並行してもう一本タイムラインを引いてください。

これは、皆さんの並列宇宙、パラレルワールドです。タイムライン上には出来事は入っていない状態です。並列にもう一本タイムラインをイメージするだけでいいのです。

このもう一本のタイムラインを、リニアモーターカーのように浮遊しながら、未来に進んでください。ステップ5で現実のタイムライン上にこうなったらうれしいというイメージを張り付けたあたりまで進んでください。

そのあたりで、並列宇宙のタイムラインの方でイメージをつくります。英語脳がテーマでしたら、英語がネイティブになったらこうなりたいという未来のイメージをつくってください。ＩＱ向上だったらＩＱが圧倒的にあがったらこうなりたいというイメージです。

具体的なイメージに体感をしっかりと伴わせてつくってください。たとえば、英語がネイティブになって、国連で日本の代表としてスピーチをしているイメージなどです。

できれば、このイメージにも、『脳と心の洗い方』で紹介した方法で強化した「一番気持ちいい体験」の体感を張り付けてください。このステップ6でつくる未来のイメージは、並列宇宙のイメージなので、現在のあなたにとってありそうな未来である必要はないのです。

たとえば、外交官でもないのに、大使として国連でスピーチしていても構いません。日本で生まれたのに、何もしないで英語のネイティブになっていても構いません。別にアメリカに生まれたアメリカ人になっていてもいいのです。現実宇宙とは別の仮想の並列宇宙ですから。

ステップ5の方法は、通常のタイムラインセラピーなどでも使われますが、ドクター苫米地ワークスでは、並列宇宙のタイムラインを同時につくります。

これにより、**現在や過去の自分がそうだということで、どうしても、未来のイメージにそれらの制約をいれてしまう悪癖から皆さんを解放します。**

ステップ7
三つ目のタイムラインをつくる！

ここでは、現実世界のタイムラインと並列宇宙のタイムラインのＬＵＢをつくります。ＬＵＢは、前にも解説したように、Least Upper Boundです。両方の特徴をもちあわせて、抽象度が一つ高いタイムラインです。タイムラインの最小公倍数のようなものです。

この作業は簡単です。まずは、しっかりとリラックスしてください。その上で、未来のこうなりたいというイメージをつくったところまで進んで、今度は、リニアモーターカーの高さを二つの並列タイムラインの間でそれぞれよりも一段高いところに維持してください。

そして、二つのこうなりたいというイメージの両方を合成します。合成するといっても、これは抽象度を上げて合成するのです。それがどういうイメージなのかは具体的にはわからなくていいのです。

二つのイメージを組み合わせた感覚、その両方の特徴を兼ね備えたイメージをつくり上げる感覚を体感するだけでいいのです。アメリカンショートヘアとロシアンブルーの共通の上位概念が猫であるというような作業が抽象化の作業です。

このような抽象化の作業を二つのイメージに対して行います。それがどんな内容になるかは気にしなくて構いません。これは無意識に任せます。無意識は超並列的にそれぞれの宇宙のあらゆる条件のＬＵＢを勝手に見つけ出してくれます。

そして、それぞれのイメージの臨場感をしっかり維持していれば、それが合成され、抽象化された感覚を感じることができます。二つの光の玉を合わせてより明るい新しい光の玉をつくる感覚です。

そして、その三つ目のより抽象度の高いイメージ（光の玉）を通り、現在、過去、未来をつなぐ三つ目のタイムラインをつくってください。これが、抽象度の上がったタイムラインです。

そのタイムラインの上を未来や過去にリニアモーターカーの身体で浮揚して行ったり来たりしてみてください。**気持ちいいと思います。**

ステップ8 抽象度を下げる！

さて、ステップ7でつくった二つのこうなりたいというイメージを合成した抽象度の高い記憶の場所に三本目のタイムラインを行ったり来たりして戻ってみてください。二つのイメージを抽象化して合体した光の玉ですので、具体的なイメージや体感はあまりないと思います。

ここで、最後に重要な作業をします。三つ目のタイムラインの上を浮揚しながら、その合成した光の玉の抽象度を物理空間まで引き下げてください。光の玉をグッと最初の二つのタイムラインの高さまで引っ張り降ろすのです。

つまり、物理レベルまで抽象度を下げるのです。これをやりながら、二つの強化された「一番気持ちいい体験」の快感がさらに強くなるように自分でイメージを強めてください。**『脳と心の洗い方』の言葉で言えば、さらに強いプライミングを働かせます。**

ステップ7で行ったのが抽象度を上げたＩＱの高いレベルでの抽象空間の操作です。ただ、それを物理的現実世界に反映させるには、その問題解決を物理抽象度まで引き降ろす必要があります。これがこのステップ８の作業です。

この時、光の玉のイメージも具体的な体験の場面となるようにイメージしてください。たとえば、マザーズに上場したテレビインタビューの場面と、国連で英語でスピーチをしている場面が合成されて、「米国ＮＡＳＤＡＱに会社が上場してCNNのインタビューで全世界に英語でスピーチをしている」場面などです。

こういったイメージ化の作業は、言ってみれば夢を見ているときのように無意識が勝手にしてくれるので、内容にあまりこだわる必要はありません。それよりも、その場面が体感を伴って高い臨場感で感じられることが重要です。

ご理解いただけると思いますが、ステップ7での合成は、抽象度を上げての特徴抽出であり、体感は強くは伴わないものです。これをステップ8で物理抽象度まで下げた時に初めて、場面同士の物理レベルでの合成が行われ、実際の体感が生まれてくるわけです。この合成シーンの体感を自分で徹底的に強めてください。**すばらしい感覚だと思います。**

ステップ9
二つのパターンを繰り返す

ステップ8までの作業を二つのパターンで繰り返します。一つのパターンはさらに別な時間位置に移動してステップ7、8を繰り返します。もう一つは、ステップ6まで戻り、ステップ7でつくったタイムラインよりもう一段抽象度の高いタイムラインをつくって、その四つ目のタイムラインと三つ目のタイムラインのLUBをつくり、ステップ8を行います。そして、さらにその上のタイムラインをつくってと、どんどん抽象度を上げていきます。

一つ目のパターンでは、並列宇宙のタイムライン上の未来にどんどんいろいろなこうなりたいという出来事のイメージをつくっていって、それと現実のタイムライン上の未来の想定される出来事とのLUBをつくっていくことで、三本目の抽象度の高いタイムラインの臨場感を強化していく作業です。

二つ目のパターンは、並列宇宙を四本目、五本目とどんどんつくりながら、それと、一つ前につくった一つ抽象度の高いタイムラインとのLUBをつくって、どんどん抽象度を上げていくという作業です。

これらの作業で重要なのは、必ず、最後に物理抽象度まで引き降ろして、そこで、しっかりとプライミングのきいた気持ちよい感覚を身体で感じるということです。どんなに抽象度の高い夢であっても身体性をもって、しっかり地に足をつけて、自分の体で感じるということです。これをしっかりと行うことで、抽象度の高い問題解決が現実世界に反映されるのです。

秘伝トレーニング

最後になりましたが、この統合トレーニングについて、筆者の過去の著書を読まれた方は、それら各著書のトレーニングのエッセンスが詰まっていることに気がつかれたと思います。

この訓練は、リラクゼーション、コンセントレーション、共感覚、プライミング、抽象空間のリアリティー、パラレル思考、超並列脳、止観などのエッセンスがすべて詰まった訓練です。

それを一連のパラレルタイムライン訓練で自然に習得できるように構築したドクター苫米地ワークス秘伝のトレーニング法です。もちろん、理想はそれぞれの著書のワークをひとつひとつこなした上でこの統合トレーニングを行うことですが、この統合トレーニングだけを行ってもしっかりと効果があるようになっています。

「夢をかなえた現在」を生み出す！

また、このトレーニングは、ミルトン・エリクソン派の心理療法の技術を利用していますが、ドクター苫米地ワークスのオリジナルの訓練であり、過去にＩＱ向上と英語脳訓練の両方で実際に著しい成果をあげています。

ステップ7、8をしっかりと臨場感を持って実現することがキーです。もちろん、西洋の伝統における心理臨床の説明からは、ステップ7、8は、「未来にしっかりと強力なプライミングをつくることにより、強力な学習モチベーションをつくるため」であるとか、「未来にしっかりと臨場感を持てば、過去の記憶のそれぞれが、それにふさわしいものとして解釈されるのである」といった説明ができると思います。

また、人工共感覚で強化したタイムラインを利用した幼児期への退行感覚で、あたかも幼児期から英語のネイティブスピーカーであったかのような無意識の構築ができるため、クリティカルエイジバリアを克服しやすいという説明も可能でしょう。**ただ、私自身はそれ以上のことを考えています。**

つまり、このトレーニングをしっかりやることにより、望ましい未来に合わせて、実際に皆さんの現在や過去が変わるということです。他の著書でもいつも主張していますが、**時間は未来から過去に流れている**ものです。

古くは、アビダルマの仏教哲学者がそう主張しており、現在では最先端の現代分析哲学の結論も同じです。現在が、時間がたって過去になる。未来が時間がたって現在になる。そういうことです。

因果律は未来が因で現在が果です。タイムラインは、前方の未来から現在の皆さんに向かって流れて来ています。ですから、この統合訓練で、未来の抽象空間にしっかりとゲシュタルト臨場感をもって、つまり体感をもって、強いイメージを維持できれば、皆さんの一瞬後（刹那《せつな》瞬といいます）に生まれる現在はそれに従って生み出されるしかないのです。

もちろん、その結果としての過去もそれに従うしかありません。**クリティカルエイジを超えるというのは、単なるIQ向上や英語力向上の技術ではなく、皆さんの「夢をかなえた現在」を生み出す技術でもあるのです。**

Conclusion

おわりに

脳と心は一つである！

～ドクター苫米地からのメッセージ～

英語脳の誕生

「英語脳のつくり方」を『CNNイングリッシュエクスプレス』に二〇〇〇年に連載するにあたって、「英語脳」という言葉や「外国語脳」という言葉を造語しました。

その時に、誤解を呼ぶ言葉かなと心配はあったのですが、すこしインパクトがある方がいいと思って、そういう言葉をつくりました。

実際、連載時の反響はかなりのもので、その後も「英語脳」や「外国語脳」といった言葉を使った教材や書籍がたくさん出ました（私自身はそれらの書籍にはかかわってきていませんが）。

ただ、言葉が独り歩きしたようで、ちょっとそういった書籍の著者たち自身も含めて誤解もあるようです。

たとえば、脳の解剖学的な領域に「英語脳」や「外国語脳」というのはありません。まるで、あるかのような誤解が独り歩きしている感があります。

一般に言語野と言われる領域は、運動性言語野として知られるブローカ野や、感覚性言語野として知られるウォルニッケ野、読み書き中枢の縁上回と角回などが有名ですが、こういった言語野の中に「英語脳」や「外国語脳」という領域が存在するというわけではありません。

私のやっている機能脳科学とは?

「英語脳」や「外国語脳」という概念をちゃんと理解していただくには、機能脳科学がどういう学問なのかを少し知っていただく必要があります。「機能」とは、英語のファンクション(function)の和訳ですが、文字通り、「関数」と本来訳してもいい概念です。

これは、心理学の発展の歴史で、まず心理学を文学部の学問として扱ってきた時代がありました。言ってみれば、「心とはこういうものだと私は思う」

「私の医師や学者としての経験では心理とはこういうものだ」という記述の学問の時代です。

フロイトやユングの時代です。実際、この時代の心理学科は文学部や教育学部などの人文系の学部にありました。

その後、米国では、構造主義というムーブメントが起こり、これが心理学にも影響を与えて「実験心理」という概念が生まれました。ちなみに構造主義が心理学などの人文系学問に導入されたものを行動主義（behaviorism）と呼びました。「行動」という言葉を頭につけた呼び方が、最先端でかっこ良かった時代です。

映画やテレビでも有名な、ＦＢＩのプロファイラーたちが成果を上げた、FBI BSU（Behavioral Science Unit）などがまさに典型です。

この結果、心理学は理系の学問となり、心理学科は理学部に移ったというのが、米国での出来事です（日本は今でも心理学科は文学部や教育学部にありますので、日本までは構造主義・行動主義の洗礼の波は本格的には届かなかったようですが)。

人間には「心」がある!

ただ、研究学問としての実験心理は失敗しました。なぜかというと、実験的再現性を重要視するため、研究者の主観性を排除する目的で被験者を使った実験(心理物理実験といいます)をたくさん行います。

このデータを統計処理するのですが、人間の行動を客観的に数値処理するために、実験心理の研究では被験者に対する色々な刺激(入力)と反応(出力)の対をたくさん実験で集めます。しかし、いくらデータを取っても人間の行動を説明しきれないのです。

当たり前です。人間には心があるからです。行動主義では、心理学を科学にしたいばかりに、心をブラックボックスとしてとらえ、それに対する入力と出力の関係の古典的な実験的再現性によって人間を定義しようとしました。

しかし、実際は人間の心のブラックボックスの中では、極めて複雑な情報処理がなされているのだから当然です。

科学としての心理学

そこで、行動主義に対して新しいムーブメントが起こります。単純にいえば、そのブラックボックスの中で起きている複雑な出来事をしっかりととらえようというムーブメントです。

ただ、その裏には、実験的再現性こそが科学であるという立場よりも、理論的整合性をまず優先させるべきであるという立場に科学全般のパラダイムがシフトしてきたことが強く影響しました。

構造主義を経た後の科学としての心理学のパラダイムです。これが認知科学、英語ではコグニティブサイエンス（Cognitive Science）の誕生です。

認知科学においては人間をブラックボックスとしてみることはせず、「心」の存在を前提とします。ただし、この「心」についての記述を文学的に行うのではなく、科学的に行います。

科学的な記述の道具は数学ですから、数学を使って心を記述します。ですから、関数の集合体として心を記述するのです。したがって、認知科学のパラダイムはファンクショナリズム（functionalism）と呼ばれています。

文字通り「関数主義」です。ただ、日本語に訳すときは、function という言葉は、機能と訳すことが多いので、「機能」という言葉を使います。このファンクショナリズムが脳科学に導入されたのが機能脳科学です。

脳と心は一つである！

ところで、認知科学において、この関数の集合体である「心」のことを「内部表現」（Internal Representation）という用語で表します。

ここで重要なのは、この内部表現の関数の抽象度は、必ずしも物理抽象度ではないということです。抽象度というのは、本書でも重要な概念ですが、簡単にいえば物理の世界が一番抽象度が低いレベル。

もちろん、我々人間の存在は、全抽象度にわたっています。脳でいえば、物理の解剖学的な意味での抽象度もあれば、その上で流れている電流などの物理信号の抽象度もあれば、感情や思考、もちろん、宗教を信じる人は「たましい」といった抽象度もあるわけです。

昨年、出版した『**脳と心の洗い方**』（**フォレスト出版**）**という本のタイトルは、「脳」と「心」がそれぞれ存在しているというつもりではなく、「『脳と心』は一語で二つは同じものですよ。ただ、記述の抽象度が高いと『心』と呼び、物理レベルまで低いと『脳』と呼ぶだけですよ」という意味でつけたタイトルでした。**

カーネギーメロン大学での論文

認知科学では、『脳と心』を記述する関数を探し出すのに、研究者は記述するのに利用しやすい抽象度を自由に選びます。

たとえば、脳神経ネットワークの物理レベルで『脳と心』の関数を解明しようと試みるならば、波動方程式が記述の抽象度となります。実際、fMRI（脳のどの部分が活性化しているかを調べることができる機械）を利用した研究などでは、核物理学の波動方程式が利用されています。

逆に、哲学で存在論（Ontology）と呼ばれてきたような存在の定義にかかわるようなレベルで心の関数を解明しようと思えば、分析哲学で使われているような論理方程式や経路方程式と呼ばれる数学となります。少なくとも米国で心理学や哲学をやるには、数学の素養は不可欠です。

たとえば、私は知識の存在論とアルゴリズムにかかわる論文で計算言語学

の博士号（Ph.D）をアメリカのカーネギーメロン大学で取りましたが、研究していたのは計算機科学部で、提出したのは哲学科です。

そして、論文の前半は数学的定義に費やされています。重要なのは、どの抽象度で記述したとしても、記述されている対象は同じもの。『脳と心』という全抽象度にわたって連続的に存在している私たちの「心」であり「脳」であるということです。これが機能脳科学の立場です。

ですから、研究者によっては、核物理学のレベルでfMRIなどを使って記述を試みたり、あるいは、脳内伝達物質や神経ネットワークの信号処理の抽象度を利用する研究者もいますし、分子力学の方程式を扱う人もいれば、心理レベルや、分析哲学者と変わらない高い抽象度での記述を試みる人もいます。すべて、機能脳科学者です。

重要なのは、認知科学のパラダイムをベースに、『脳と心』という全抽象度に連続的に存在する対象に対して、なんらかの数学的な記述の道具を持って、そのブラックボックスの中身である極めて複雑な関数の集合体を解明しようとしているか否かということです。

「機能」の立場で『脳と心』を扱っているかということです。**ちなみに私は、一九八〇年代は認知科学が生まれたときに、まさにその生まれた研究所の一つであるイェール大学認知科学研究所と人工知能研究所に所属していたので記述の抽象度は、まさに心理学の抽象度でした。**

その後、カーネギーメロンでは、もっと高い分析哲学の抽象度の数学と、逆に神経ネットワークのレベルの低抽象度の数学のそれぞれを利用していました。

そして、一九九〇年代の初頭は、fMRI 創生期で、fMRI を発明したハーバード大学医学部のチームと共同研究を進めていたので、にわかに、核物理学を勉強して、脳の物理信号に近いレベルの抽象度が記述の抽象度となりました。

その後、分子生物学とかいろいろな抽象度をテーマごとに選択しています。

現在のところは、また、存在論などを含む、とくに高い抽象度をテーマとしています。拙著『心の操縦術』（ＰＨＰ研究所）では、「空」を世界で最初に形式的（数学的）に定義したと自負しているぐらいです。

このように、機能脳科学は研究方法も記述の抽象度も全く自由です。それは対象の『脳と心』がまさに、全抽象度、そして考えようによっては全宇宙に広がった対象なのだから当然といえば当然です。

「英語脳」は機能脳科学的

母国語の習得では、クリティカルエイジは「脳神経ネットワークが既に学習した信号処理を一度固定しないと、次の学習で過去の学習が消えてしまう」のを防ぐために存在しています。

音素（単独の音の性質）の学習をした後に、音韻（音の連続性）を学ぶにあたって、音素の認識に成功した神経ネットワークは固定化しないと、音韻の学習中に音素の学習結果が消えてしまうからです。

ただし、内部表現のゲシュタルトで英語の音韻の学習が、日本語の音素の学習とは完全に切り離して認識されれば、クリティカルエイジは発効しなくてもいいのです。

こういった例から、「英語脳」とか「外国語脳」という言葉の意味を理解していただけたと思います。脳の解剖学的な部位に「英語脳」とか「外国語脳」があるというわけではないのです。

『脳と心』の抽象度が物理抽象度よりも少し高いところに、英語などの外国語をあたかも母国語として学習するにあたって構成される、「英語を母国語として運用する機能的な脳の構成」、つまり「英語を母国語とする脳の関数」を「英語脳」と呼んでいるのであり、これを過去の研究成果として発見してきた様々なメソッドで、実際に構築可能であるというこれまでの研究成果から来た言葉なのです。

ですから、「英語脳」というのは解剖学的な用語ではなく、機能脳科学的な用語なのです。**また、「英語脳」という言葉を造語して、二〇〇〇年に雑誌に連載してから、実際に英語脳のクラスを七年間、現在まで続けてきた結**

果、ノウハウとして構築された方法論が「英語脳のつくり方」なのです。

最後になりますが、私はすべての著書で必ず「自由」について色々と形を変えて少しだけ書かせてもらっています。本書でもちょっと言及させていただこうと思います。

認知科学の誕生が量子力学における不確定性原理の成功に強い影響を受けています。この裏には、我々の「自由」とは何であるか、「自由意思」とは何かという、哲学、心理学で長年にわたってテーマとなってきたことが、行動主義のパラダイムでは説明しようがなかったということも深くかかわっています。

私自身もこのテーマを三〇年以上も扱ってきています。その間に科学や数学では驚くべき色々な発見があり、こういった発見の現場を実際に体験したり、論文で間接的に体験したりした結果、私自身は、言い方が何か変ですが、「自由」を全抽象度で体感していると感じています。

私たちは本来何ものからも「自由」であるということです。誤解を恐れずにあえて言えば、我々は本来「神からも自由」ということです。

神はサイコロを振るのか？

ここでは、締めくくりに「不確定性原理」と「不完全性定理」と「自由」についてちょっと書いて本書の筆を置きたいと思います。

物理学での不確定性原理は、量子力学レベルの粒子の位置と運動量の関係でよく説明される原理です。粒子の位置を正確に知るには強いエネルギー（つまり極めて波長の短い光）が必要であり、結果、その観測行為の強いエネルギーが粒子の運動量に影響を与えてしまうので、正確に粒子の位置を知ることができないという原理です。のぞき見ができない最近話題の量子通信の原理でもあります。**アインシュタインの有名な、「神はサイコロを振らない」という言葉を引き出した原理です。**

アインシュタインは、粒子の位置は確定しているのだが、人間には計測できないだけだという立場でした。現在では、原子が絶対零度でも静止せずに振動している零点振動がヘリウムなどで実際に確認されたりと、不確定性原理は基礎的な定理として確立されているものです。

つまり、物理の世界では、「神はサイコロを振っている」というのが不確定性原理です。ちなみに、「神がサイコロを振っている」ことを、物理の世界ではなく、抽象の世界（情報の世界）、つまり、数学全般に対して証明がなされたのは、ようやく一九八七年になってＩＢＭワトソン研究所のチャイティンによるものでした。

チャイティンはゲーデルの不完全性定理を自然数論から数学全般に拡張して、ＬＩＳＰというプログラム言語を利用して証明しました（任意のシステムＳにおいて、そのランダム性を証明不可能なランダム数Ｇが存在するという定理）。

これで、物理空間から情報空間（数学空間）まですべての抽象度にわたって不確定性原理が働き、また、不完全性定理が働くということがわかりました。

私たちは自由である！

我々の宇宙は、物理のレベルでも抽象度の高い情報のレベルでも、「神」さえもが決定できない、つまり、完全なる自由をいつでも内包しているのです。

逆に、そうではない、アプリオリに存在は確定しているのだ、もしくは、「サイコロを振らない神は実在するのだ」とする人間の思い込みを、二五〇〇年前の哲学者「シャカ」は「無明」といいました。

「無明」は、存在がアプリオリな確定性のものだと思いこんでいる状態です。アインシュタインでさえ「無明」だったのですから、過去の人々が「無明」であったのは、致し方ないことです。ただ、現在の科学は、すでに「無明」

の時代は終わっているのです。

存在は不確定である。別な言い方をすれば、観測される粒子は、正確に計測しようとすればするほどその観測行為の影響を受けて不確定になるという存在の双方向性を「シャカ」は縁起と呼びました。

その縁起を知らないことが「無明」です。「空」の概念を利用すれば、不確定性という「空」の原理を知らないことが「無明」です。そして、「無明」によりて行があり」と言っています。「行」とは誤った認識作用のことです。

本来宇宙は「空」であり、私たち自身も「空」であるのに、あたかも確定性のアプリオリの個があるかのように認識してしまうのです。これが私たちの「自由」を奪っているのです。

ただ、現在の科学・数学は、物理抽象度の宇宙だけでなく、全抽象度にわたって、不確定性原理が働くことを証明しています。それが、チャイティン以降の「不完全性定理」の証明です。

私たちは、何ものからも本来は自由なのです。それを「無明」が奪っているだけなのです。そして、「自由」になる方法は簡単です。「抽象度」を上げれぱいいのです。

IQが上がるというのは、抽象度が上がるということです。神や宇宙から「自由」になるには、「空」まで抽象度を上げなければならないので、それは大変ですが、他の人間や人間がつくった組織から自由になるのは、それほど抽象度を高くしなくても大丈夫でしょう。

本書のトレーニング（特に統合トレーニング）は、皆さんを「自由」にする、そういう効果もあるのです。これが「新しい脳のつくり方」なのです。

苫米地英人

〈著者プロフィール〉

苫米地英人（とまべち・ひでと）

1959年東京都生まれ。脳機能学者・計算言語学者。イェール大学認知科学研究所、同人工知能研究所、カーネギーメロン大学計算機科学部研究員、同哲学科研究員、徳島大学助教授、ジャストシステム基礎研究所長、通商産業省情報処理振興審議会専門委員等歴任。中国南開大学客座教授、全日本気功師会理事。カーネギーメロン大学博士（Ph.D.）。現在、複数の政府の公安顧問をつとめる。

オウム真理教信者の脱洗脳を手がけマスコミでも話題になった。とくに、国松警察庁長官狙撃事件では、実行犯とされる元巡査長のオウムにより消去されていた記憶の回復を行い、長官狙撃当日の詳細な記憶を引き出し大反響となったことも。

現在、ドクター苫米地ワークス代表、コグニティブリサーチラボCEO、角川春樹事務所顧問。また同時通訳者時代からの経験と脳機能学者・計算言語学者としての見識から生み出した外国語を母国語として学習する「英語脳のつくり方」プロジェクトも内外の注目を浴びている。テレビ等出演多数。

ドクター苫米地ワークスからは、ドコモとａｕのケータイサイト『着信★うた』『魔法のメロらんど』で『奇跡の着うた』を配信中。『奇跡の着うた』は、特殊な音源刺激を脳の各位に与え女性のバストアップや痩身、IQ向上などの効果を埋め込んだ着うたが全世界で話題を呼び、ディスカバリーチャンネルでも特集され全世界で放映される！

また、1980年代はピッツバーグフィルムメイカーズに所属し、映画制作と演劇理論の研究も行う。更に認知心理学研究の成果も応用した現代版スタニスラフスキーシステムによる演劇理論を発表し、役者や女優の訓練でも効果を上げている。最近は、クリスマス島やヒッチコックの「鳥」以来となるクック島でのロケを行った新作映画「Another Dimension」の撮影を終了し、斬新なテーマと、格闘家の前田日明氏の出演などでも話題を呼んでいる。映画はＤＶＤ媒体で今秋発売予定。

最近、量子力学の「不確定性原理」を応用した「のぞき見防止」技術と次世代離散数理による超高圧縮を実現した、「次世代P2P型ネットモバイル動画配信システム『CRLサイバーセルフシステム』」を発表。200Kbpsのネット接続とウェッブカメラがあれば、誰でも全世界に生放送で動画を配信できる次世代P2P型の新技術を米国のパートナーと開発。参議院選挙に合わせてネット選挙システムへの応用も発表して話題を呼んでいる。曰く、「You Tubeの生放送版のようなもの」。http://www.v2p.jp/video/ でクライアントをダウンロードすれば様々なコンテンツを無償で視聴でき、また、自ら全世界に向けて配信もできる。

著書にベストセラーとなった『脳と心の洗い方～「なりたい自分」になれるプライミングの技術～』（フォレスト出版）、『夢をかなえる洗脳力』（アスコム）、『心の操縦術』（ＰＨＰ研究所）、『洗脳原論』（春秋社）、『洗脳護身術』（三才ブックス）、監修書に『大好き！今日からのわたし。』（宝島社）、翻訳書に『CIA洗脳実験室』（デジタルハリウッド）がある。

ブログ：http:// www.tomabechi.jp/
（↑ドクター苫米地のセミナー情報、最新刊情報、出版記念ライブ情報などはブログをチェック）
メール：lecture@tomabechi.com

頭の回転が50倍速くなる脳の作り方

2007年6月24日　初版発行
2007年8月13日　14刷発行

著　者　苫米地英人

発行者　太田宏
発行所　フォレスト出版株式会社
〒162-0824 東京都新宿区揚場町2－18　白宝ビル5F
電話　03-5229-5750
振替　00110-1-583004
URL　http://www.forestpub.co.jp

印刷・製本　日経印刷（株）

ISBN978-4-89451-264-1　Printed in Japan

脳に報酬を与える技術「プライミング」なら、どんなゴールにもラクラクたどり着く！

「お金」「仕事」「勉強」「投資」「恋愛」
「ダイエット」「禁煙」「コンプレックス解消」
「人間関係」「スポーツ」「精神強化」・・・など、

○○しなきゃとわかっていても、できないのはなぜか？

本書でわかる主なこと

モーツアルトが持っていた「共感覚」とは？人間の身体が持つ同調作用「ホメオスタシス」とは？人によって見えているものが違う「認知のカラクリ」とは？脳に報酬をあたえる「プライミング」とは？どんなことでも習慣化できる「アンカー」と「トリガー」とは？　…など。